定年する脳しない脳

佐藤富雄
TOMIO SATO

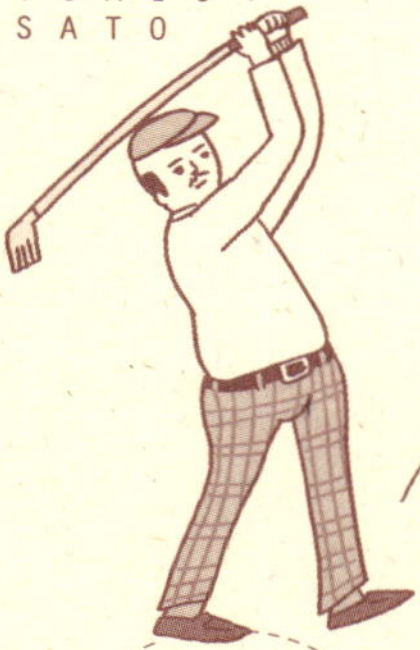

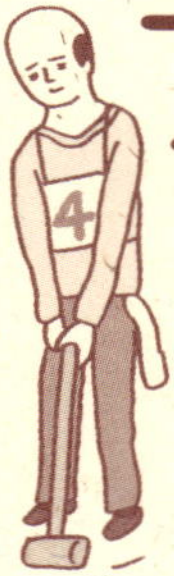

日々の
不安を消す
楽しい脳の
使い方

Nanaブックス

年を取ったから遊ばなくなるのではない
遊ばなくなるから年を取るのだ。

――バーナード・ショウ（英国の劇作家）

はじめに

脳に「手遅れ」などありません！

——人生の黄金時代をつくるために必要なこと

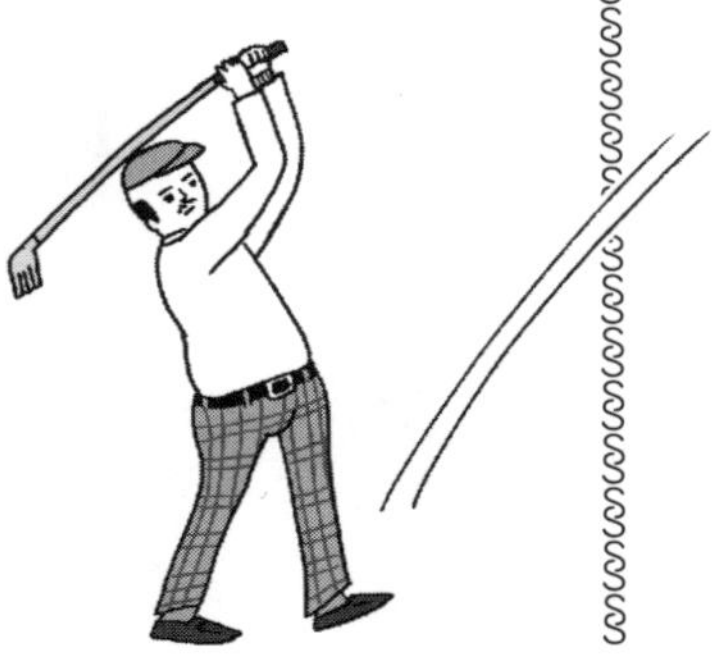

こういうことを聞くとちょっと失礼かもしれませんが、本書を手に取ってくださったあなたは、いま何歳《いくつ》の方でしょうか？

『定年する脳しない脳』という本のタイトル見て興味をもってくださったのですから、あなたは五十代くらいの年齢で、「定年後には一体何をしたらいいのだろう？」と一抹の不安をもっている方なのかもしれません。

あるいは、もう六十代、七十代という年齢になり、すでに仕事は引退しているのかもしれませんが、「もっと人生を輝かせたい。まだまだ余生を過ごすようになりたくない」と意欲に燃えている方も、当然ながらいることでしょう。

さらに、もっと若くて四十代くらいで「このまま会社に縛られずに、ずっと生涯現役で成長する別の人生を送りたい」という願望をもっている方かもしれません。ひょっとしたら三十代、もしくは二十代で「将来に備えたい」と本書を手にしてくださった方もいると思います。

でも、先に述べておきたいのは、私は本書を「とくに何歳の方に読んでほしい」という気持ちで書いたのではまったくない、ということです。私はこれまでに何冊か、とくに高齢者に向けた本を書いていますが、本書はそれらとは趣旨を異にします。

なぜなら、私が本書でこれから説明する「定年する脳しない脳」という定義には、「何歳だから定年する」「何歳だから定年しない」という区分がないからです。

確かに会社には「定年」という年齢制限があり、社会的にも、たとえば年金をもらえるようになる年齢というのが存在します。

しかし「脳」の機能から私たちの活動を考えたとき、それを年齢によって区別する必要は、じつはまるでありません。脳死など、脳が活動を停止してしまう場合を除けば、私たちの脳には「ここまでが発育期なり成長期」「ここからが定年期なり衰退期」などというものは、まったく存在しないのです。

つまり、脳は何歳になっても成長をし続ける――。
よって人は、限りなく成長し続ける素晴らしい人生を送ることができる。

そういう結論になります。

しかし現実には、「定年する脳しない脳」という言葉が証明するように、明らかに年齢とともに脳の活動を衰退させ、成長が止まった人生を過ごしてしまう人もいます。

これは、若い人には関係ないという話ではありません。現実には四十代、五十代、ときにはもっと若くして「定年する脳」をつくってしまい、それ以上の成長が望めない思考にがんじがらめになってしまう人もいるからです。

一方で、やはり何歳になっても、脳の活動が成長を続け、七十代、八十代という時期になっても人生がさらに飛躍していく人もいます。こういう人は若いときからの人生経験を大いに活かし、まさに楽しくて仕方のない人生の黄金期を謳歌している人でしょう。

私はここに敢えて断言しますが、脳に「定年」などはありません。

単なる会社勤務などの社会的背景や慣習からの影響で、私たちは「定年のスイッチ」がオンになっているだけです。このスイッチが入ったときに脳は定年状態の活動、つまり「老化」を始めていきます。

このスイッチが入るのは、何歳になったからということはありませんが、一般には世間で〝定年〟と呼ばれる時期になり、本人が〝現役引退〟などということを意識し出すと、極めて入りやすくなります。老化とか老化現象などというものは、確実にそのために起こる〝病気〟だと私は思っています。

幸運だったのは、私は健康関連の仕事に携わっていたおかげで、早くからこのスイッチの存在に気づくことができたことです。だから四十代のころから準備を始め、定年のスイッチを入れない人生を送ることができました。

「定年しない脳」づくりを念頭に置くことで、あなたの脳はある程度の成長を遂《と》げる「一般的な脳」ではなく、限りなく伸び続ける「限界知らずの脳」を手に入れることができるのです。

これによって「人生において成し遂げられること」の可能性が、はるかに広がります。仕事においてはもちろん、遊びや恋愛においてさえ、無限の可能性をもつことができるのです。

おかげ様で私は、六十代を迎えるころから真の意味での人生のブレイクが始まり、現在は精神面でも身体面でも黄金期の真っ最中だと実感しています。目下、八十代からの新しい夢の実現に向け、新たな計画すら描いているところです。

けれども、**こういったことは誰にでも簡単にできることなのです。**要は「定年する脳」をつくらずに、「定年しない脳」の活動を維持していくだけなのですから。

すでに科学面でも「脳は成長し続ける器官である」ということは、わかっています。あとは自分の思考によって脳の成長を止めてしまわず、成長するために必要な生活習慣や生活環境をただ準備していけばいいだけなのです。

それを整える楽しい方法は、これから私がたっぷりと紹介していきますので、どうぞ期待していてください。

佐藤富雄

定年する脳しない脳《目次》

第1章 「定年」、するもしないも脳の使い方次第

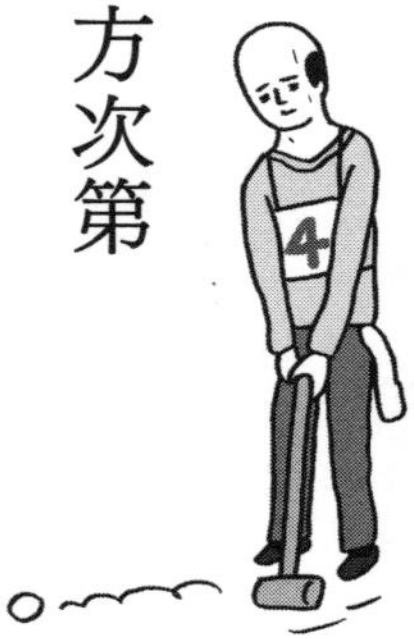

第2章

消えかかった「欲望の火」を取り戻す術

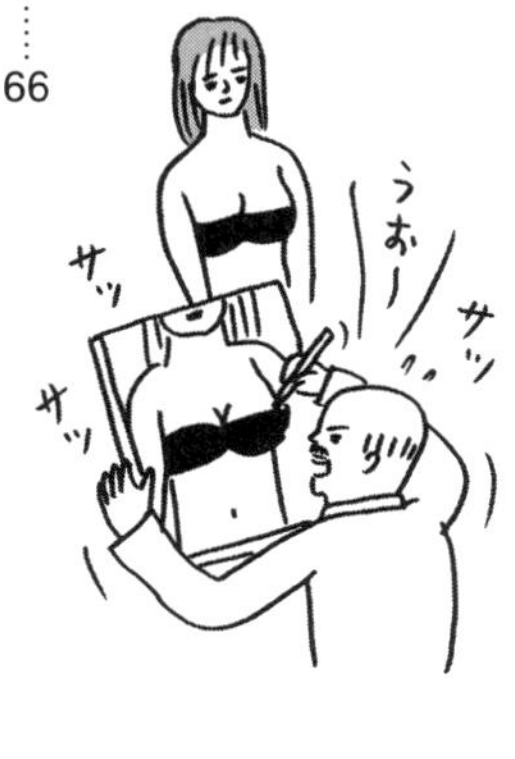

第3章

脳を若者に戻す楽しい習慣

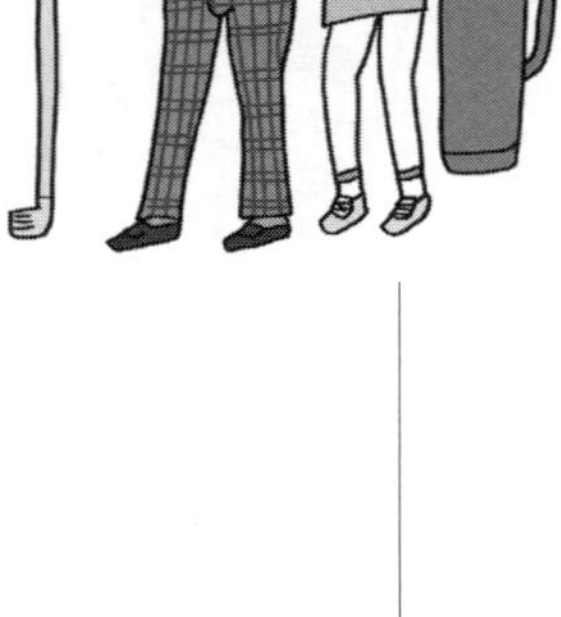

第4章

脳を若者に戻す人間関係の秘密

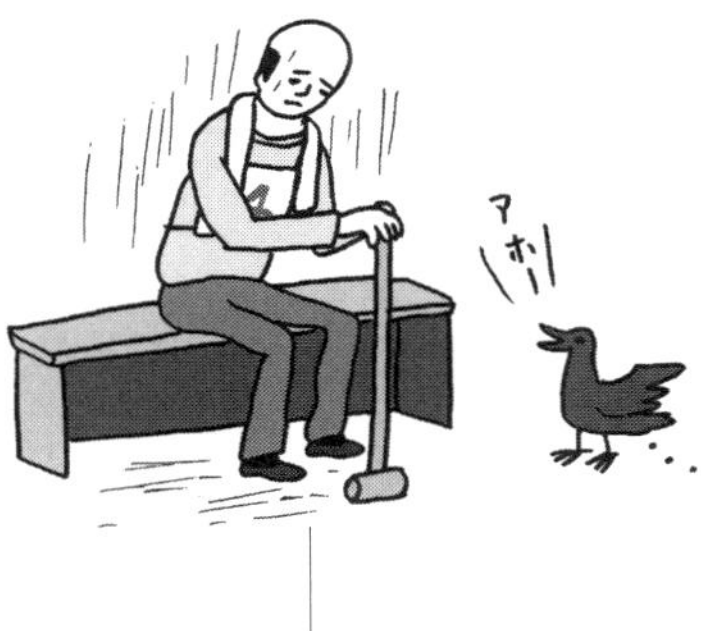

第5章

脳が悦《よろこ》ぶ！ 新・学問のススメ

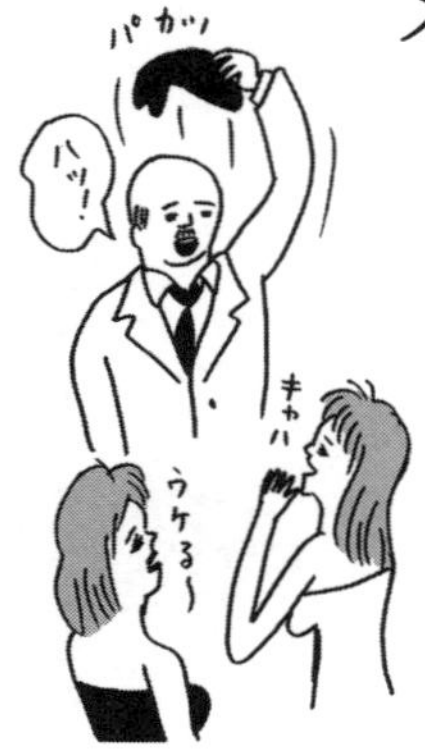

第6章

一番大切なもの、それは健康体

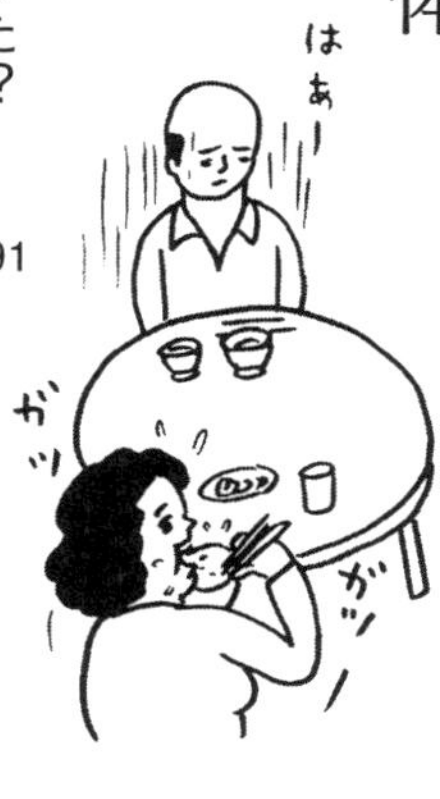

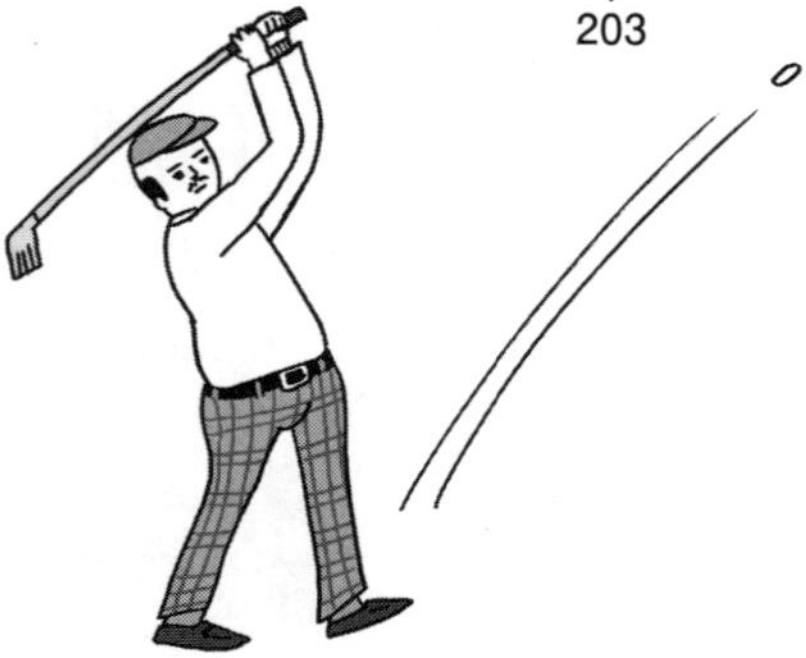

第1章

「定年」、するもしないも脳の使い方次第

⇅ 成長に限界のない人生とは？

脳が定年しない人とは、どんな人でしょうか？　最もわかりやすい例として、一人の人物を紹介することから始めていきましょう。

その人とは、誰もがご存知のスペインの画家、パブロ・ピカソ（1881―1973）です。


ピカソほど、「定年」という言葉と無縁だった人物もいないでしょう。

もちろん職業が画家なのですから、会社から定められている退職年齢なんてものはありません。それでも高齢になれば、どんな職業の人でも「何かをやろう」とか、「新しいことを始めたい」という意欲を失い、事実上〝現役を退いた思考〟に陥《おちい》ってしまうことがほとんどでしょう。

ところがピカソという人は、そんな「定年発想」とは、まったく無縁。九十一歳という年齢で息を引き取る最後の最後まで、彼は制作意欲を失いませんでした。とにかく描きに描き続け、生涯創作点数約八万点とまで言われるほどの、前代未聞の作品数を世に生み出しています。

しかも、ある程度の年齢以降は、ピカソは世界で一、二位を争うくらい成功した画家でした。すでに仕事をしなくとも、彼は大富豪のような生活を満喫できたことでしょう。そういう大御所は実際いますし、ピカソにしてもたまに作品を出展したり、講演をやったりすればそれで御の字だったはず。

ところが彼のすごいところは、最後の最後までとにかく「新しいもの」を世に出そうとする意欲に満ち溢れていたところです。

「自分は日々変化する、それが普通で、そうでないほうが不自然だ」とは彼の言葉ですが、七十代の自分は六十代の自分とは違う、八十代の自分は七十代の自分とは違う……という気持ちで、絵を描くことによる自己成長をひたすら促し続けた人物だったのです。おそらくは十代で絵を描き始めたときも、九十代でこの世を去るときも、その意欲に関してはまったく差がなかったのではないでしょうか。

ピカソが〝定年しなかった〟のは、画家としてだけではありません。

彼はまた、女性遍歴でも有名ですが、七十九歳で再婚したときの妻、ジャクリーヌ・ロックは何と彼より四十六歳下の三十三歳の女性でした。しかもかの名優ゲーリー・クーパーが絶賛したというほど絶世の美女だったのです。

つまり、**ピカソは、画家としても生涯現役ならば、性的・肉体的にも、ほとんど生涯現役だったのです**。男性はもちろん、女性であっても、その人生を誰もが「羨《うらや》ましい」と感じることでしょう。

しかし、私はピカソを特種な人物と規定して、ここで紹介しているのではありません。

なぜなら、**私たちは誰でもピカソのような「定年しない人生」「生涯伸び続ける人生」を送ることができるようになっているからです**。

そのヒントは他ならぬ彼の言葉、「自分は日々変化する、それが普通」という部分に隠されています。

私たちの脳を科学的に見れば、まさにそれは〝日々、変化〟どころか、〝日々、発達することが普通〟の器官なのです。そこに**「定年」とか「衰退」などという概念は、じつはまったく存在しません。**

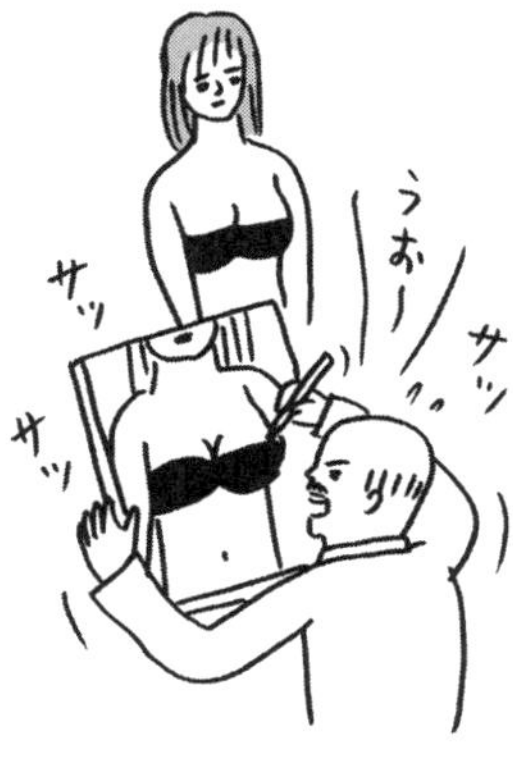

↑↓ 定年やリストラでしぼむ人、しぼまない人

ピカソではありませんが、私たちの脳は、まさに〝日々、発達〟をしています。その詳しいメカニズムは次章で紹介しますが、私たちが日々、何かを考えるたびに、脳内ではパソコンでいうところのソフトウェアの更新とか、あるいは新しいソフトのダウンロードに匹敵するような活動が行なわれています。

具体的には、脳細胞が「シナップス」と呼ばれる結合枝を使って他の細胞とつながってネットワークをつくる、という作業になるのですが、これが私たちの脳内では頻繁に起こっているのです。しかもこれが一〇〇億とか一八〇億とまで言われる、膨大な細胞数によって行なわれているのです。

何かを考えれば考えるほど、脳内のアップグレード作業は行なわれるのですから、これほど素晴らしい進化形態はありません。私たちは誰でも脳内にスーパー

コンピューターを内蔵していて、しかもその中には〝無限に成長するソフトウェア〟が組み込まれているようなものなのです。

ところが、**その脳の発達も「何かを考えれば考えるほど」ということが前提になっていることを忘れてはなりません。**

誰にだって「今日は何も新しいことを考えなかった」などという日はないはずです。当然のことですが、私たちは生きていれば日々新しい事象に対面します。新聞を見れば毎日違うニュースが載っているし、会う人が昨日とまったく同じことを話すことなどもないでしょう。内容の新鮮さや脳に与える刺激の度合いの違いはあるにせよ、私たちは毎日、「新しいこと」に対面しているのです。

しかしながら「同じような毎日で、変化がまったくない」と嘆いている人と、ピカソのようにつねに新しいことを求め続け、脳を刺激し続けた人とでは、脳内のスーパーコンピューターがヴァージョンアップしていく量も桁違いに違ってしまうのです。

かなり昔のことだと思いますが、たとえばあなたが新入社員として会社に入社したときのことを思い出してみてください。あるいは、学校に入学する前、まだ子どもだったころのことでもいいでしょう。

おそらく見るもの聞くものすべて、新しい体験の連続で、心は未来に向けてワクワクと輝いていたはずでしょう。先輩が仕事をやっているのを見て、「早く自分もあのように仕事をしてみたい」と思ったり、子どもの時分であれば、目に映るものすべてが好奇心の対象で、両親をうんざりさせるくらい質問を繰り返していたことでしょう。

こういうときにじつは**私たちの脳内では「成長したい」という欲望に促されて、膨大な量のヴァージョンアップ作業が繰り返されています**。だから私たちは多くのことを吸収し、それによってビジネスパーソンとしての能力をいち早く身につけたり、大人になるために必要な知識を、驚くほどの速さで学習していくことができたわけです。

逆に、今度は四十代くらいになり、ひと通りのことに慣れてしまった中年以降のことを考えてみてください。

仕事ではもはや新しく何かを学ぶでもないし、いままでの経験で何とかやれてしまう。私生活では恋愛したのもはるか昔で、パートナーがいることが当たり前の状態になっている。子どももある程度大きくなり、あまり会話も交わさない昨日と変わらない毎日が続く……。

これだと毎日の生活には変化など起きないように感じるでしょうし、脳に刺激を与えてくれるような出来事ももはや期待できないでしょう。脳の進化も、ある程度は続いているのかもしれませんが、それを何かの形で発揮する機会もこれでは望めないでしょう。

そして、こういった状態で「仕事では、もはや何もやるべきことはない」「生活においても、これ以上を何も望むべきことはない」と考えてしまったらどうなるでしょう?

そう、**これが「脳の定年」ということなのです**。定年を境にアルツハイマーなどの病気に罹《かか》る人が一気に増加するのも、こういった思考パターンが関係していると私は考えています。

本来は進化していく仕組みをもつ脳なのに、当の本人がもはやそれを望んでいないのですから、活動の幅は制限されてしまうばかりになるのです。まるで古いパソコンを電源も入れずに放ったらかしているかのように、脳はただ停滞したままになるのです。そしてこのスイッチを止めたのは、じつは会社の決まり事でも、社会的な条件でもありません。**単に自分自身の思考が「脳の定年」を始めているだけなのです。**

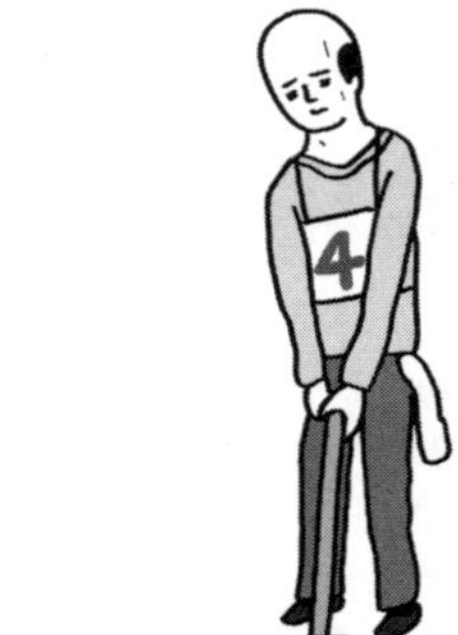

⇅ 脳と年齢にまつわる衝撃の事実

一般に、私たちの脳細胞の数は一〇〇億とか一八〇億と言われていますが、これまではずっと「人間が歳をとるにつれ、脳細胞は減り続ける」と考えられてきました。

脳細胞が減少することは確かです。ただ、もともと一〇〇億以上もあるのですから、多少減ったところでそれが問題なのだろうかと私は思います。

これまで加齢により思考力が衰えたりする、俗にいう〝耄碌《もうろく》する〟と呼ばれる現象は、こうした脳自体の細胞の減少に関係していると考えられてきました。

ところが最近になって、面白い事実が研究によってわかってきました。**脳の「海馬」では、その細胞がいつまでも増殖し続けている、という研究結果です。**

一九九八年にスウェーデンの研究者グループがその事実を突きとめ、二〇〇一年には日本の研究グループもサルを使った実験でそれを確認しました。

この海馬という器官のことは、科学にあまり詳しくない方でも聞いたことがあると思います。記憶力を高めるために海馬を鍛えろ……というようなことは、最近のビジネス書にもよく書かれていることですから。

この海馬というのは、いわゆる記憶を保存しておく倉庫のような場所ではありません。むしろ記憶の出し入れをコントロールしている、情報の管理センターのような器官です。

私たちが何かを思考するとき、海馬はつねに脳内に保存されているさまざまな記憶にアクセスして、それらを組み合わせる作業をしています。つまり海馬という器官は、人の小指ほどの大きさであるにもかかわらず、私たちの思考の中枢器官であり、脳というスーパーコンピューターを管理しているのです。

ところで「海馬の細胞が、私たちがこの世から消えていなくなるまで増殖し続ける」という事実は何を意味するのでしょうか？

脳の構造

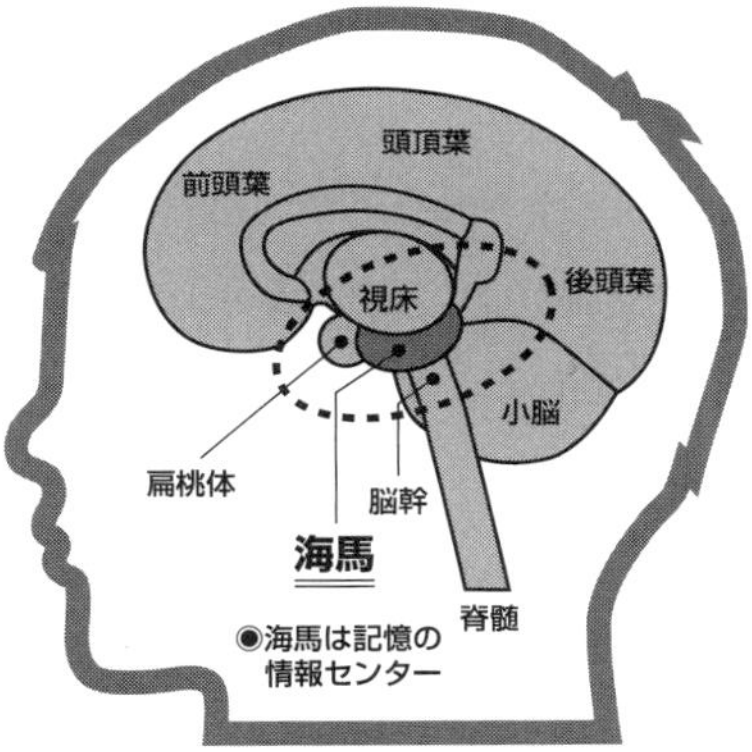

◉大脳を横から見たところ

そう、**「脳細胞が減って、歳とともに脳が衰える」という理屈は成り立たないということなのです。**

脳はまさに〝死ぬまで成長を続ける器官〟であり、先ほど述べた**「私たちは生まれてから死ぬまでの間、ずっと発達し続ける生き物である」ということは、科学的にも証明されていることなのです。**

一方で科学的に脳が成長し続けることが証明されているのに、他方では「定年する脳」とともに人生を終えてしまう人もいる。一体これは、どういうことなのでしょうか？

ここにはもう一つ、最近の脳科学の研

究でわかってきた重要な事実が関連してきます。それは、いつ海馬が活性化し、脳の細胞を増殖していくのか、ということ。

結論をいうと、**海馬は私たちが未来のことを考えたとき、すなわち〝夢を描いたとき〟に最も活発に動き出し、何歳になろうとも、「夢をかなえる脳」に成長しようとする性質をもっているのです。**

⇅ 夢を描くと、海馬は必ず活性化する

海馬の機能として、一般的によく知られているものに「過去の記憶を引っ張り出す」ということが挙げられます。海馬を鍛えることさえできれば、試験などのために知識を暗記することも有利になる、と考えられているのもこのためです。

ところが最近の脳の研究でわかってきたことは、**過去をいくら思い出しても、**

海馬はあまり活性化しないという事実です。逆に**未来のことを考えると、ものすごい勢いで海馬は活動を始め、海馬自体の細胞もどんどん増殖していくことが突きとめられたのです。**これは一体どういうことなのでしょうか？

例えば、実際はそんな計画がないとしても、あなたは一年後の今日、「行ったことはないけれど、行きたいと思っていた場所」に旅行に出かけると想像してみてください。

場所はどこでも構わない。マチュピチュの遺跡でもいいし、ドバイだって、南極だって構いません。会社がある人も、そんなことは関係ない。有給が思う存分に使えると考えましょう。

そこであなたはどんな体験をして、どんな気分になるか。できるだけ具体的に、目に見えるくらいの楽しいイメージを描いてみるのです。

このとき海馬は、どんな作業をしていると思いますか？

あなたが想像しているのは、まだ体験したことのない未知の経験です。人は脳に何の情報もインプットされていないことを思い描くことはできませんから、過去に写真で見た「マチュピチュ」や「ドバイ」のイメージをもってきて、そこに「標高が高くて寒そうだ」とか「暑いだろう」という感覚をつなぎ合わせることをします。また自分がそれ以外の場所で味わった楽しい体験や、自分が見聞きした体験をもってきたりしたりして、一つの「いままでになかった新しい情報データ」を海馬はつくり出しているのです。

この作業は、例えるならたくさんの資料を読み込んで、論文や一冊の本を書き上げるようなもの。海馬が目まぐるしく活動して、結果的に細胞を増やすまでに成長していることが少しでもイメージできますでしょうか。

一方で、過去のことを思い出すだけという作業——これは、言うなれば図書館から本を一冊引っ張り出してきて、それを書き写すような行為なのです。

つまり、**いくら過去のことを思い起こしたって、海馬は活性化しないし、成長することも期待できません。**それはワンパターンで、簡単な作業をただただ繰り返しているだけなのですから。

そこで「定年する脳」に話を戻しましょう。

若いころは誰でも、未来に関する夢がいっぱいだったことでしょう。仕事でも、遊びでもいい、勉強や恋愛のこと、頭の中で「これから体験する未知の世界」を思い描き、ワクワクすることが多かったと思います。

こんなとき、海馬はまさにフル回転で活動し、その成長を限りなく増進させていました。それにともなって、若い頃の私たちの脳は、いつまでも発達を続けることができたのです。

ところが四十代、五十代、はたまた六十代になっていくとどうなってしまうのでしょうか?

私たちは次第に「あらゆること」を体験したかのように感じ、これから起こる未知なる経験に思いを寄せることをしなくなっていきます。そしてときおり頭をよぎるのは、「あの頃はよかったなあ……」などという、過去の追想。

そうした思考パターンが、海馬の成長を止め、「定年する脳」をつくり出していくのです。**こうした思考の停滞こそ、私たちはまず止めなければならないのです。**

⇅「未知なる体験」こそが、人生の黄金期をつくる！

私自身の話で恐縮ですが、人生を振り返ってみると「未知なる体験」を繰り返し、人生がブレイクし始めたのがまさに五十代後半から六十代という、通常なら多くの人が定年期を迎える頃でした。この「未知なる体験」のおかげで七十代の後半に差しかかったいまでも、未来の夢をまだまだ描ける、まさに黄金期のライフスタイルが手に入ったのだと思います。

たとえば私は、五十七歳のときに、大学に入り直しています。

これは「ビジネスの現場で学んだことを、もう一度、経済学の学問レベルで探求したい」という気持ちがあったからです。

また、私は学生時代に東京農大を卒業した後、一度早稲田大学に入ったのですが中退で終わっていたので、「それをやり直したい」という気持ちもそこにはありました。そこで当時の早稲田大学社会科学部に編入するような形で入り直したのです。

脳は年齢を重ねるごとに進化していくとはいえ、社会人を何年も経験した後に大学の授業を受けるのは大変です。おそらくは〝慣れ〟の問題だと思いますが、ビジネスでは一貫して一つの問題を考えられるのに対し、学校の授業では科目ごとに頭を切り替えていかなければなりません。

その中で二十代の学生たちに混じり、五十七歳の私が、同じようにレポートを書き、試験を受けていくわけです。最初は「ついていけるのだろうか?」と本気で悩みました。

けれども、**新しい刺激を受けると、脳はきちんと成長していくのです。**忙しい仕事の合間を縫っての学生生活でしたが、しばらくすると授業が面白くて面白くて、仕方なくなっていきました。

どの授業でも、退屈して聞いている学生がいましたが、私はというと未知なることを知る悦《よろこ》びで、つねに脳がワクワクしているわけです。すると不思議なことに、成績だって通常の学生より上の評価をもらえるまでになっていたのです。レポートなど、張り切って英語の原書を読んで、英文で提出したら、「これでは評価のしようがないよ」と先生に呆れられたほどです。

そして大学を卒業する段階になったら、教授から今度はMBA（経営学修士）を目指してはどうかと勧められたのです。MBA取得プログラムの難易度は、大学の勉強の比ではありませんが、結局私は六十代で法政大学の大学院に入り、最終的にMBAを取得しているのです。

このように、脳は何歳になっても成長をするのです。

じつをいうと、脳が成長することによって、肉体もまた変化していきます。

とある例を挙げると、私は現在でもスキーが上級の腕前です。毎年のようにカナダのウィンスラーに行って滑りますし、赤倉にあるチャンピオンコースを含めた頂上からのコースをノンストップで滑走します。

ところがこのスキー、私が始めたのは何と五十歳を過ぎてからなのです。それまでは北海道生まれにもかかわらず、「あんなことをやって、何が楽しいんだ?」と思っていました。単に人づき合いで始めたのですが、やってみるとこれが面白い。途端にどんどん上級を目指すようになってしまったというわけです。

とはいえ、五十歳まで体験してこなかったスキーです。それがいとも簡単に上級レベルに到達するかといえば、まさかそんなこともありません。人一倍転びもしたし、うまく滑れなくて悔しい思いもしました。

しかし**確かなことは、勉強にしろ、運動にしろ、最終的には脳が管轄しているということなのです。**

つまり筋肉をどう使うか、状況に合わせて肉体をどう動かすかを判断する、これも原則的には、海馬における情報のやり取りによって決められているのです。

むろんそれに対応するだけの肉体がなければどうにもならないのでしょうが、幸いにも私の五十代の肉体は、まだまだスキーを習得するのに十分なものであった。よって脳が発達するとともに、スキーもわずか数年で完璧に滑れるまでに成長したのです。

実際、五十代では絶対に無理と言われていた国際スキー協会の「ゴールド検定」に、合格したのは私が五十四歳のとき。スキーを始めてわずか四年のことでした。

⇅脳に「手遅れ」はない

私たちの肉体は、確かに年とともにその力を失っていきます。

最大の理由は「クラッキング」と呼ばれる年を重ねるごとに蓄積する筋肉や骨の〝キズ〟のせいです。そしてもう一つは、活性酸素による体の酸化、つまり〝サビ〟です。

これらの現象は、科学的には「老化」からではなく、「加齢」からくる現象と呼ばれています。

問題は、脳も間違いなく身体の一部であるということです。だから肉体の衰えは、確実に脳の活動にも影響していきます。

それはあなた自身の日常を、よく考えてみればわかるかもしれません。若いころは何の苦もなく思いついたら即行動していたのに、いつの間にか立ち上がるときですら、「よっこいしょ」なんて言っている。一日中めまぐるしく活動しても全然平気だったのに、いまや帰宅してお風呂に入ったら、すぐにウトウトしている……。

こんな状況から、ついつい人は「もう歳だな……」なんて、自分に限界を設けることを始めていきます。そんな心理的な壁が、いつしか諦めに変わり、新しいことにどん欲になれない「定年する脳」をつくり上げていくのです。

もう一度言いますが、**五十歳でスキーを習得することも、六十歳から大学へ通**

うことも、まるで不可能なことでも何でもありません。ただ、それが「できる」と思う人は残念ながら少ないということ。

つまり、**脳の成長がそこでストップしているだけのことなのです。**

いまから何十年も前になりますが、じつはアメリカでも「歳をとっても脳は成長する」ということが議論になったことがあります。このとき、とても面白い臨床実験が行なわれました。

被験者は四十代の人たちだったのですが、数人を集めて、「脳の力はこの先もますます上昇していく」という話を聞かせたのです。当時は「脳の成長は二十五歳ぐらいがピーク」というのが定説でしたから、「まさかそんなことないよ」と信じない人たちもいました。その一方で、「本当、どうしたらいいの?」と興味をもつ人たちもいました。そして興味をもった人たちには、そのための方法をレクチャーしたわけです。

その後、彼らの脳の力がどうなっていくか、追跡調査が行なわれました。具体的にはIQテストのような形で記憶力や分析力、判断力などを測る、というようなものだったのですが、「そんなことないよ」と信じなかった人たちには、明らかに脳の力の衰えが確認できました。

ところが問題は、「どうしたらいいの?」と興味をもち、日常生活で脳を成長させるような習慣を維持し続けた人たちです。彼らは四十代で、脳の力はピークの二十五歳のときより確実に落ちていました。ところが六十五歳で測ったとき、ピークだったレベルを一〇〇とすれば、すでにあらゆる面で、そのレベルに脳が戻っていたのです。

この話には、さらに続きがあります。八十歳で再びテストを行なったとき、彼らの脳の力は一〇五というレベルにまで成長していました。

つまりピークのレベルより、五ポイントの脳力がアップしていたのです。

この測定結果が物語っているのは、「脳は一生成長する」と確信をもつことの大切さでしょう。

しかし、これはある意味当然のことと言えます。たとえば二〇〇八年にノーベル賞を受賞した日本人が四人も出ましたが、いままで、二十代で受賞したという人は一人もいません。受賞者は全員歳を重ねるごとに、知識を熟成させてきた人ばかりです。もちろん年齢に関係なく、学問で脳を刺激し続けたことも理由の一つでしょう。

考えてみれば、成功する経営者、大成する芸術家、あるいは一国の首相になる人まで、高齢になってから活躍する人は数多くいます。**若いからいい、ということはスポーツなどの分野を除けば、その人の脳力とは何ら**関係ありません。

私たちはそういう事実を見ながら、「ああいう人たちは運がいい。こっちは定年で仕事がなくなるのに」と、自らの可能性をシャットダウンさせてしまいます。

覚えておいてほしいのは、あなたも実験の被験者たちと同じということ。**「自分だって歳とともに、ずっと成長していくんだ」ということを確信することが大切なのです。**

⇅ 歳をとらないために必要なものは何か？

先の臨床実験において、脳のレベルアップのために何をすれば？　と興味をもった被験者たちに対して、レクチャーされた方法は一体何だったのかを教えましょう。

結局それは、先に説明したような**「もう歳だな……」という心理的な壁を生まないような、若い自分の肉体を維持していくための習慣づくりだったのです。**

まずは「ビタミンE」の摂取です。これは老化防止に効果が高いですし、脳にできる老人性斑紋の生成を抑えるだけでなく、体のサビと呼ばれる活性酸素を取り除く「抗酸化物質」でもあるのです。

さらに私の著書では毎回のように紹介していますが、ウォーキングなどの運動はかなりのいい効果を生みます。私がウォーキングを始めたのは四十代でしたが、現在も熱海の家にいようが、銀座のマンションにいようがこれは欠かすことがありません。

ウォーキングをする効果は、単純に強靭な肉体をつくるということだけではありません。肉体の老化を防止する「サイトカイン10」というホルモンを体内で分泌させるには、こういったエクササイズをすることが必須条件となるからです。

ウォーキングの効果は、肉体の健康を保つだけに止まりません。脳にとっても、それはとても重要なことなのです。

というのも、ウォーキングなどの運動によって、脳内では〝海馬のエサ〟ともいえる「BDNF」というホルモンが分泌されることがすでに知られています。

つまり「未来のことを考えること」と「運動をすること」の相乗効果によって、私たちは脳の発達を一層促していくことができるのです。

これらビタミンや運動することによって起こる科学的なメカニズムは、また後で詳しく説明していきましょう。

しかし、こういったことであれば、私がこれまでの著書の中で述べてきたことと同じことです。本書では、まだ紹介したことのない革新的な事実について触れていこうと思います。

なぜなら、「運動しろ」「栄養をとれ」だけでは、やはり「定年しない脳」をつくることはできないのです。現実に多くの人が、頑張っても頑張っても、挫折していきます。

どうしてかといえば、その**理由は何といっても〝意欲の減退〟です**。

先に説明したように、脳は未知なる経験や冒険を通して、いつまでも海馬を成長させ、「定年」を避けつつ、つねに活発な活動を続けていくものなのです。

結局、いくら強靭な肉体をつくっても、肝心の脳が〝若いままでいる意欲〟を失ってしまうのなら、意味がありません。

そのためには、もっと新しい世界への挑戦や冒険に夢中になり、いつまでも人生における変化に期待し続ける思考をつくらなければならないのです。それはまさに画家のピカソが、**「自分自身の変化」に対して、何歳になっても貪欲であったのと同じようにです。**

そのためには一体、どうすればいいのでしょうか？

ポイントは**この先の人生において、〝ちょい不良《ワル》〟を目指す**ということです。

⇅ なぜ脳は〝不良《ワル》〟になることで、成長するのか？

〝不良《ワル》〟などと言うと、雑誌『LEON』に出てくる、気取った中年オヤジを目指せばいいのかと思う方もいるかもしれません。でも、私が言いたいのは、そんな浅いことではありません。

ここであなたの数年のことを、まず振り返ってみて欲しいのです。「未知なる世界」にどれくらい飛び込んだかといえば、あまり思い出すことはない。「未知なる冒険」と言われても、あまりピンと来るものすらない。よって日常生活がマンネリ化して、「これからのさらなる成長」にワクワク感などまるでもてない……。

これは一体、なぜだと思いますか？

これは、**ひと言でいえば〝真面目すぎた〟からです**。ずっと仕事や、人生におけるその他の役割に追われ、**自分の楽しみやちょっとした願望のために〝寄り道すること〟を怠ってきたからです**。その結果、「仕事がなくなったら一体何をしよう？」とか「一体これから自分は何をしたらいいんだろう？」と、将来を不安視するようになってしまったのです。

現在は「大量定年時代」といわれ、五十代から、六十、七十、八十代と、将来への展望が描けない人たちが急増している時代です。もちろん国の無策や社会情勢なども関係しているのでしょうが、私たち日本人は、ひたすら目の前のことばかりを考え続けるよう何かに追われてきた節があったと思います。それ故**定年などで「その道が終わった」と思い込んだ途端、その人の脳はあらゆる思考を停止してしまうのです。**

つまり、**上手に〝道を踏み外す〟ということができないだけだったのです。**

しかし、**少しでも道を脇に逸《そ》れるならば、「未知なる世界」はあなたの周囲にいくらでも広がっています。**つまり**〝不良《ワル》〟イコール、〝逸脱すること〟と捉えて欲しいのです。**

たとえば現在の私の趣味であるカメラの世界は、海外出張したときにたまたま出会った名機『ライカ』がきっかけでした。それは仕事とは何も関係がありませんでした。しかし「どうしても欲しくて仕方がない」という欲に火がついたため、無理を承知で私はそれを購入してしまったのです。

そして仕事で世界各地に行くことが多かったものですから、私はそのライカを〝いい写真を撮る〟ためにフルに活用しました。当時日本人があまり行くことのなかったスロベニアの写真集を私はかなり昔に出版していますが、それはまさに逸脱もいいところで、出張のついでに街角で見た風景を撮影したものでした。

これも〝不良《ワル》〟の一例ですが、**そういう「自分がいままでやってこなかった新**

しいことに、積極的に踏み出していく習慣」が、海馬を爆発的に活性化させ、何歳になっても新しいことを考えていく脳をつくり上げたのです。

私が〝不良《ワル》〟と呼ぶのは、こういうマンネリ化しない人生を目指すということでもあります。自ら決まりきった生活の枠を踏み出すような、いわゆる逸脱をよしとする生活習慣を指すのです。

女性の方々には申し訳ない例ですが、例えばあなたが六十代の男性だったと想像してみてください。仕事のことでも、生活のことでも何でもいいのですが、「ちょっと相談があるんですよ。聞いていただけませんか？」と、三十歳以上も年下の若い女性が声をかけてきたとします。あなたは一体どういう行動をとりますか？

「それじゃ会議室で」とか「どこか喫茶店で」というのでは、まるで話になりません。「では夕食に」とお誘いして、恋愛に発展とまでは行かずとも、定期的に会食するような〝友人関係〟になれれば、じつは脳の活性化には一番いいことなのです。

なぜならたったこれだけで「未知なる世界」が広がるのですから。

しかしそれを実現するには、二十代の女性が満足しうる趣味や話題、さらに相手から魅力的に思われる世界観をもっていなければなりません。「近くの赤提灯でも」というのでは、相手によっては引いてしまうかもしれませんよね。

「未知なる世界」に踏み出すには、こういうものを自分の思考の中に用意しておかなければなりません。これこそ「定年しない脳」をつくるための大事な要素です。

しかし、私はこれこそ〝楽しい用意〟であると思っています。

なぜなら私自身は公私を問わず、月に何度も若い女性とデートをしますし、実際堂々と交際だってしてします。ピカソの例ではありませんが、「定年しない脳」をもっていれば、歳の差なんて関係なくなるのですから、当然のことです。

そして、何度も言いますが、**誰だってそういう脳をもつことができるのです。**

本書で伝えたいのは、そのための方法論に他なりません。

第2章

消えかかった「欲望の火」を取り戻す術

⇅ なぜ人だけが「恋愛」できるのか？

前章の最後に「女性を誘う」というトピックを紹介したので、ここでは恋愛と脳の活動の関係にスポットを当てつつ〝いつまでも成長する脳〟というものを考えてみたいと思います。

別に、よこしまな話をしようというのではありません。例えば私は、健康関連やアンチエイジングのセミナーをしているからか、セミナーを開くと、数多くの五十代、六十代の〝美しい〟女性たちが大勢来てくれます。

そういう女性たちに共通するのは、来るたびに「いい男はいます？」などと、若い男性を観察していることです。多くの女性たちはすでにお子さんも立派になっている方たちで、別段アバンチュールを楽しもうとしているのではありません。ただ若くて格好いい男性がいたら、とにかくお近づきになろうと、彼女たちの本能が要求するがままの行動を取っています。これはアイドルや韓流スターに会おうとする女性の行動心理とまったく同じです。そうして実際に友達になり、仲良く話すようになれれば、彼女たちの世界はグッと広がります。

これは私が若い女性をデートに誘うのと似ている行為です。**このような〝疑似恋愛〟が、じつは脳を定年させないことに、多いに関係しているのです。**

まず、行動としての「恋愛」ですが、あらゆる生物の中で、恋愛に相当する活動をするのは、おそらく人間だけです。ライオンの夫婦が人間のように愛し合ったりするのは、残念ながらアニメやミュージカルの世界の中だけのことでしょう。

どうしてかといえば、**恋愛という行動の中には、「相手の感情を想像して一喜一憂する」という、楽しくも哀しくもある精神的な心理体験が入ってくるからです。**脳の機能として、こういったことをするのは、人間だけです。

むろん動物たちも、つがいにはなります。その理由は当たり前のことですが、子孫を残すためです。

実際のところ、動物たちにとって、子孫さえできればパートナー関係でいることに、さほどのメリットは存在しません。ライオンなどは子供ができた後はほとんど夫妻が別行動をとりますし「おしどり夫婦」という言葉に表されるオシドリにいたっては、何と毎年のようにカップルを入れ替えているのです。

人間に近いチンパンジーなどになると、SEXそのものが群れ社会を維持するための活動になってさえいます。

どうするかと言うと、メスは多くのオスと交わって、出産する子供の父親がどのオスだかわからないようにしてしまうのです。メスたちのこういった智恵によって、オスたちは自分の遺伝子をもった子孫を残すために、群れの子供たち全員をケアせざるを得なくなるのです。

無論われわれ人間には、こんなマネはできませんね。

当然ながら、男性は自分の好きな女性が、他の男性と愛し合うのをよしとしないでしょう。女性もやはり、好きでもない男性と愛し合うことなどは基本的にはできないはずです。

その理由は単純で、われわれ人間の場合、肉体的な性活動を超えて「好きな人にはこうあって欲しい」とか、「こういう人に愛されたい」という**脳の想像力による活動が、恋愛という行為の中の大きな割合を占めるからです。**

でも、考えてみたら不思議とは思いませんか？

そもそもどんな動物も、子孫を残すためにオスとメスという関係ができ上がっているのです。それなのに、どうして人間だけが子孫を残すための行為以上に、「想像力による恋愛」を発展させたのでしょう。

これは「定年しない脳」と、非常に深く関係していることなのです。

⇅ 恋愛には定年がない!?

なぜ人間だけが単純に身体を求め合う関係でなく、想像力で相手の心情を慮《おもんばか》ったり、あるいは気持ちを探り合うような恋愛関係や夫婦関係を成立させたのか？ それは男女というものの関係を、子孫を残すこと以外にもっと深く確立する必要があったからです。

ヒトというのは、古くから群れ社会をつくって生活してきたと考えられます。その社会では男性たちは狩猟に出かけ、女性たちは採集をするといった形で役割分担がはっきりしていました。

こうした社会生活の発展が、やがて人間と他の動物たちとのライフスパンの違いを生み出していきます。動物たちのライフスパンとは、生殖できる時期あるいは単体で補食活動ができる時期と、命が尽き果てる時期がある程度連動しているということ。

例えばライオンであれば、自分の力で狩りができなくなったら、その時点で生きることができなくなります。生殖能力以前に、老いた肉体が仲間の助けを借りつつ生きられるようなことはないのです。

極端な例ですが、たとえば、カゲロウなどではこの点もっとハッキリしていて、成体は生殖して卵を出産するためだけの存在になっています。だから成体になり、交尾をすると、その日に卵を産んで命を閉じてしまう。カゲロウより少し長いのはセミですが、これも交尾して一週間くらいで終わるという生命《いのち》の短さです。

儚《はかな》いようですが、**そもそも生命というのは、遺伝子を次世代に伝えていくことを目的にして進化してきている**というわけです。

しかし、人間の場合は、歳をとって肉体が衰えた後や、子どもを産んでしまった後でも、長い人生が続く寿命というものを基本的に誰しももっています。これはどうしてかと言いますと、社会的な役割の中で、高齢者の存在が非常に重要だったからです。

つまり父親と母親が狩猟採集に出かけた後に、子育てしてくれる人がいる。あるいは若い世代へ狩猟や採集、また生活上の知恵を伝えてくれる存在がいる。社会の複雑化とともに、援助者であるどころか、政治的なリーダーとして、宗教上の頂点として、歳をとった年長者の立場は、より重要になっていきました。

こういう理屈からすると、例えば現代人の五十代、六十代という年齢だけを考えてみると、その世代の人を「もはや現役でない」と定義するのは、じつはとんでもないことなのです。

要するに、**はるか昔の人類の群れが生きていく上で、この世代は確実に重要な存在であり、「定年する」ということは問題外の存在だったのです。**

大昔からの社会の構成というものを考えると、最小限の単位はやはり「家族」でした。家族の根底にあるものは妻と夫のつながりです。社会的な要求に答えるために、またこの家族としてのつながりを上手に支えるため、**男女の関係は他の動物のように単なる子づくりだけの結びつきとは別に、何歳になっても永続的に**

続く関係性の強さを必要としました。もちろん、こうしなければ人類は生き延びてこれなかったからです。

そして、他の動物のようにＳＥＸのみの結びつきだけだと、先述した社会的な役割を果たしていくには、とても不十分である、ということに着目した場合、そこからわれわれ人類が獲得した素晴らしい能力とは一体何だったのでしょうか。

そう、**これら夫婦や男女関係の深い結びつきの必要性から、人類は「想像力」という能力を獲得したのです。**さらに**その想像力によって、精神的満足を求める「恋愛感情」というものを発展させたのも大きな特徴です。**

私たちの脳が、恋愛をしているときに活性化され、成長が促されるようにできあがっているのもこのためなのです。

誰かを好きになったとき、脳内ではベータエンドルフィンとかドーパミンなどの「快楽ホルモン」と呼ばれるホルモンがよく分泌されます。よく女性は「恋をすると美しくなる」と言われていますが、これもこのホルモンの影響と考えられています。

しかしこれら快楽ホルモンの影響は、単に美しくなることに止まりません。ドーパミンなどは麻薬と同じ作用がありますし、ベータエンドルフィンにいたっては、モルヒネの一五〇倍の鎮痛効果があることが知られているほどです。さらに恋愛時に分泌されるベータエンドルフィンというものは、モルヒネの五〇〇倍の力があるという説まであるくらいなのです。

脳は、恋愛体験によって驚くほど「快楽的感覚」で満たされ、その結果とてもワクワクするといった気持ちのいい状態になっていく器官です。

そして、**私たち人間はひとたびワクワクし出すと、想像力の助けを借り未来に起こる素晴らしいことを考え始める生き物です。**

このワクワクする想像力には、もちろん「パートナーとあんなことをしてみよう。こんなことをしてみよう」といった恋愛行動に直結する要素もあります。

しかし、この想像力というものには、恋愛上の行動だけでなく仕事で成功するアイデアを思いつかせたり、将来の夢を実現させてしまうくらいの驚くべき力があるのです。

つまり、**本当にいい恋をしているときほど、人はその他の活動においても成果を出すようになっていくということです。**これはあなたも経験したことがあるのではないでしょうか。

第1章でお話したことを思い出してみてください。例えば進んで未来のことを想像するようになったとき、私たちの脳内では一体何が起こるのでしょうか?

そう、海馬が活性化を始め、脳自体もさらに成長していく、ですよね。


ここで少し私たちの文化というものを考えてみましょう。

恋愛というキーワードを中心に、人類がどれほどまでに発展を遂げてきたのかということです。

文学や音楽や美術、素敵なファッションに、宮廷文化や貴族文化、マナーやおもてなしや作法なども含めて、言ってしまえば**私たちの文明の多くの要素が、「モテたい」**とか**「自分を格好よく見せたい」「自分をキレイに見せたい」**という願

望から発展してきています。その想像力、もっと正確には**妄想力のエネルギーは、とてつもないものだと思います。**

逆に男性も女性も、恋愛にかける想像力がなかったら、人類の文化はかなり停滞したものになったことでしょう。

では、個人の場合ではどうでしょう?

この場合もまったく同じです。たとえば私は七十七歳になった現在でも「モテたい」と考えますから、銀座に行ってはブティックを物色するし、格好いい車はずっと乗り回したいと思っています。同様に、運動して体型や体力を維持していくことにも努力を欠かしません。

では、そうでない人はどうなってしまうのか……。これは私の年齢だともはや「おじいさん」としか呼べない人になってしまうのです。

⇅ 欲望と妄想で人類は進化するのか!?

恋愛というものを例にして、それがどのように私たちの脳を発達させていくか、ということを述べてきました。

誤解してもらいたくはないのですが、私は本書で若い女性との浮気や不倫などを奨励しているのではありません。

ただ、妻帯者であっても「女性にモテたい」という意識は、三十代や四十代、もしくはそれ以上の年齢の男性社員には必ずあるでしょうし、逆に夫や恋人がいてもスクリーンやテレビのイケメン俳優を見て「素敵だな」と思う感情は、多くの女性にもあることでしょう。

ところが一般的な「定年」という時期に差しかかると、なぜかそういった感情が次第に失われていきます。

こういった諦めが自分の欲望にどんどんブレーキをかけ、次第に異性への興味そのものを失わせていくのです。

最近は「草食系」などと呼ばれる、異性に消極的な若い男性も増えているそうですから、この感情の問題は、何も歳をとった人たちだけの話ではないのかもしれません。

ここで、説明してきた「恋愛によって人が成長するメカニズム」の効果を考えてみましょう。それは、次のような仕組みになっています。

恋愛は、繁殖と関係なく人類が生き残るために必要な要素であった→恋愛することによる快楽ホルモン分泌の活発化→恋愛以外のことに対するワクワク感の高まり→海馬の発達→脳のさらなる成長

これを「恋愛に興味を失う」場合から見れば、将来や起きていないことについて「ワクワクする要素が失われる」ということになるので、海馬が発達するチャ

ンスはどんどんと失われていきます。

言い方を変えれば、**恋愛に興味を失うことで、その人は〝生き残れない体質〟を脳内につくってしまうことになるのです。**

まさにこれこそ「定年する脳」ということです。

たとえば街角で素敵な女性を見かけたとします。ここで「あんな女性が自分の恋人だったら」と考えてみるのです。

単なる男の妄想かもしれませんが、それだけでもじつは「未来のこと」を考え、海馬の成長は促されていくのです。こんなことを毎日やっているような、別の言い方をすれば、ものすごくスケベなおじさんがいたとする。一方で、諦めきった、そんなことにはまったく興味を示さなくなった一人の男性がいたとします。

結局、いつまでも若々しい脳を保っているのは、どちらでしょう？

これでみなさんにも、常識から少しだけ逸脱することが脳の進化を促す、ということの本意が理解していただけたと思います。

しつこいかもしれませんが、私が言いたいことは浮気を奨励することでも、スケベな中高年になることでもありません。**大切なことは「定年する脳」の発端が、何より、恋愛などの「欲望」にブレーキをかけてしまうことにある、という事実です。**

恋愛への願望ないしは「モテたい」という欲求は、根源的な人間の欲にかなり迫ったものかもしれませんが、私たちの欲望に火をつけるものは、他にいくらでもあります。

それこそお金持ちになりたい、いい仕事をしたいも欲望ですし、いい車を乗り回したい、思う存分に趣味を楽しみたい、あるいは社会的な成功者になって多くの人から尊敬されたいとか、もっと知識を深めたい、ということだって立派な欲望です。そして私たちがこういう欲望をもつたびに、脳は必ず反応するのです。

こういった場合、脳内では多かれ少なかれオピオイド系の快楽ホルモンが分泌されています。前述した通り、それが「未来に対する素晴らしいイメージ」を膨らませ、それによって海馬が活性化し、成長していくのです。

それら欲求を一つひとつ止めてしまうと、一体何が起こるかといったら、やはり「脳の定年」に他なりません。

つまり私たちが「定年しない脳」をつくるには、欲望をもち続ける習慣、新しい欲望を喚起させる習慣が、とても重要になってくるのです。

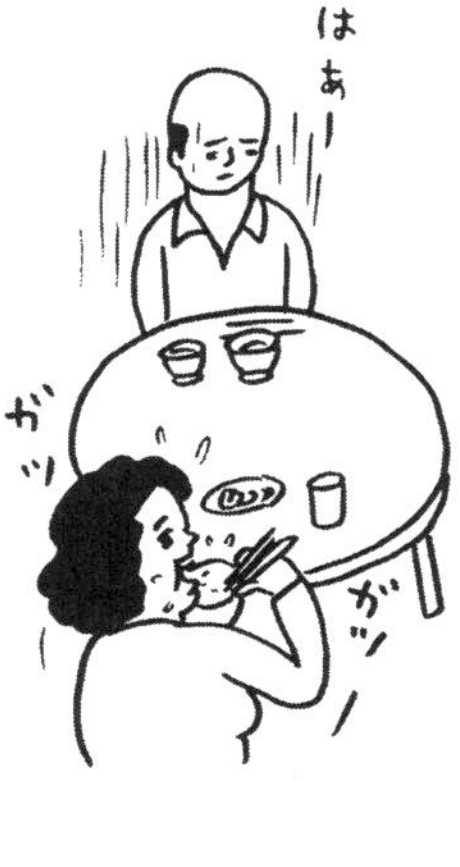

↑↓ 歳をとったからこそリッチになることを意識する

ようやくここで欲望をもつことの重要性の話になりますが、最初に考えなければならないのは、お金に対する意識です。

まず、定年に関連したお金の話題といえば、すぐに連想されるのは年金でしょう。年金に頼らなくていい資産を持っている人でも、「悠々自適」とか「趣味に生きる」といったライフスタイルを挙げがちだと思います。「悠々自適」とは聞こえはいいのですが、私に言わせれば、それは何もやらないことと同義だと思います。

説明した通り**人類は、ある程度の年齢を越えてからも集団の中で貢献できる役割があったからこそ、寿命を長くするといったメカニズムを身体に備えたのです。**

歳をとったらとにかく仕事から離れたい、という気持ちも確かにわからなくはありませんし、私の知り合いにも「もうすぐ定年です。そうしたら貯めたお金で世界一周旅行に出かけるんですよ！」と、喜んで伝えに来る人もいます。

「いいねえ」と答えるのですが「で、帰ったら何をするの？」と質問すると、大抵はきょとんとしています。老後は何となく暮らしていくという人生を思い描いている方というのは、かなりいるのかもしれません。

現実のところ、蓄えたお金を使って残りの人生を楽むという考え方だと、このご時世を鑑《かんが》みても、尻すぼみになっていきかねません。そういう考えを批判するつもりはありませんが、これだと、資産の多少によらず同じ結果になることは明らかでしょう。

なぜなら**それは、先述した「社会的な役割」というものを度外視してしまっているからです**。

つまり「仕事をしない」ということは、「社会生活における自分の役割」を果たさないということと同義なのです。**自ら「現役」であることを放棄してしまうの**

ですから、次第に脳は成長への意欲を失っていきます。

そんなことを言ったって、もう仕事をさせてもらえない、または、いままで頑張ってきたのだから休んだっていいじゃない、と言う人もいるかもしれません。

しかし、こういった発想こそ「定年する脳」がつくられる原因なのです。仕事はさせてもらうものでなく、自らつくり出すもの。それに、いままでと同じように頑張る必要なんてどこにもないのです。**社会に貢献できる、すなわち役割を果たしていくということは、人生を豊かにするわけですし、苦しいことでも何でもありません。**

けれども「もう定年だ」なんて諦めてしまう発想が前提にあるのなら、いくら仕事の意義を説いたって、あなたはその気にはなれないはずです。

だからこそ、歳をとったとしても「よりリッチな生活」を求める、**つまり欲望を燃やす生き方こそ意識して欲しいのです。**

ここであなたは「なぜお金？」と思うかもしれません。しかし、**社会的な役割を果たしつつ、欲望に火をつけるということは、極論してしまえば、仕事をしてお金を稼ぐということに集約されます。**

多くの人のこれまでの人生がそうであったように、何歳になったとしても仕事のレベルを高めれば高めるほど、入ってくる収入は大きくなり、その人の欲望はますます高まります。

ましてや**死ぬまで脳は成長し続けるのですから、いままで以上に発達した状態である脳を、定年後も使わなくなるなんていう考えは、もったいないこと**だとは思いませんか？

⇅「頭をよくする」を科学的なメカニズムから考える

たとえばあなたがいま五十代だとして、三十代の脳と比べたら、これは軽自動車のエンジンとポルシェのエンジンを比べるようなものです。ましてや六十代、七十代に向けてその気になれば、あなたの脳は戦車のエンジンにでも、ジェット機のエンジンにでも発達していきます。

どうしてかと言えば**「人生経験」とは脳に成長をもたらす大きな要因だからです。**

ここで「頭がよくなる」ということの仕組みについて説明しておきましょう。

科学的に「思考する」ということは、脳細胞同士がネットワークをつくって互いにつながり、そのネットワークを電気信号が流れることによって新たな考えが生み出されることを指します。

脳細胞の仕組み

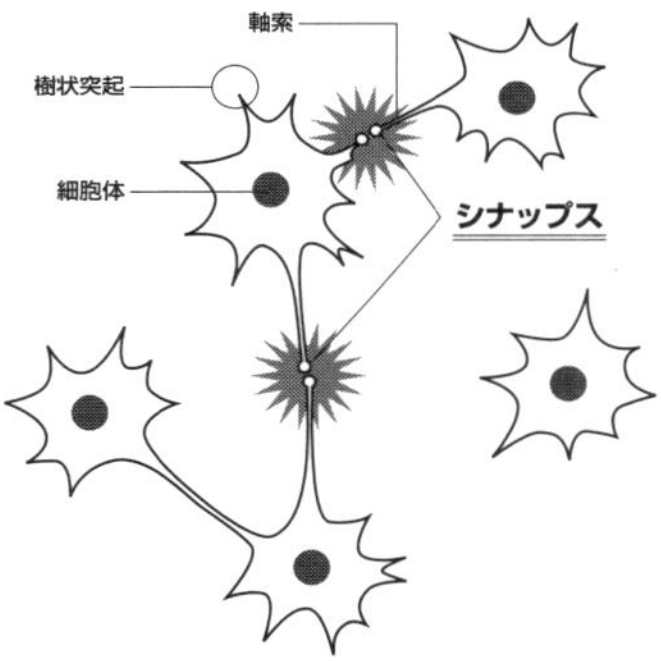

◉シナップスのネットワークがつながるほど、「できること」のバリエーションは広がっていく。

第1章でも説明しましたが、私たちの脳細胞の中でも、とくに思考活動において働く細胞を「ニューロン」と呼びます。私たちが何かを考えると、このニューロンから「シナップス」と呼ばれる枝のようなものがたくさん出てきて結合をしようとします。これが他のニューロンとつながっていき膨大なネットワークをつくっていくのです。

わかりやすく例えるなら、高校野球の応援団が人文字をつくるところを想像してみてください。各人が色の違うパネルを掲げ、それらを様々なパターンで頭上にすることによって、学校名になったり

「WIN」などという文字になったりするあれです。

そんな組み合わせの連続によって、脳ではさまざまな思考パターンがつくられるのです。脳細胞が人文字と違うのは、これが一〇〇億とか一八〇億とまで言われる膨大な細胞数によって行なわれることです。しかも単発な一つのネットワークではなく、瞬時に切り替わる複雑なネットワーク同士の構築によって、私たちの思考活動は行われていることがその特徴です。

このネットワークのパターンが増えていけばいくほど、私たちの脳はあらゆる知識を活用し、様々な問題に解答を出せるようになっていくのも特徴です。

要するに、**年齢の積み重ねで人生経験が増えていけば、それだけ多くの思考するパターンを人は構築していくものなのです**。しかもこれらネットワークの積み重ねを統御しているのは、前章で紹介した海馬です。これは年齢に関係なく、使えば使うほど脳細胞が増えていく器官でしたね。

つまり歳をとるごとに頭がよくなるということは、至極当前のことなのです。

ところが多くの人は、そのようには考えません。なぜかといえばそれは「忘れる」からです。

たとえば受験のころの知識をいま現在思い出そうとしても、多くのことを忘れてしまっていることでしょう。それどころか、歳をとれば人の名前さえ忘れがちになるものです。「歳だから記憶力が落ちて」ということをみなさんが言うのもわかります。

けれども、これは「老化」などではまったくありません。**脳は使わなくなった記憶を、どんどん忘却の彼方《かなた》にしまい込むようにできているからなのです。**

確かに海馬を除けば、若いころより脳細胞自体の数は減っていきます。

しかし、現在までの研究でわかっていることは、**一つの脳細胞に一定の刺激が与えられると、そこから二万から三万のニューロンが出てくるという事実です。**仮に十万個の脳細胞がなくなったとしても、少なく見積もっても九九億九九九〇万個の細胞から、これだけのニューロンが出るとしたら、ほとんどの場合、脳細胞の減少は脳の活動そのものに影響などない、というのが正しい見方ではないでしょうか。

忘れてしまった必要のない知識などは、この際ほっといて、必要な知識をどんどん入力すればそれで事は足りるということなのです。

私も五十七歳で経済学を再び学び始め、それからMBAを取得した後は、生化学方面の勉強もやり直しています。**一度勉強する感覚を取り戻してしまえば、知識を脳にインプットすることはさほど難しいことではありません。**

それに、仕事をしたり、何かを生み出すために思考をしたりするためには、知識の有無はさほど関係ないと言えます。それは、**新しいアイデアをひらめくためには、分析したり、論理的に考える、つまり思考パターンをどんどんつくっていく能力のほうがはるかに重要だからです。**

このような「考える作業」に長《た》けた脳をつくるには、結局のところどれだけ人生を通じて多くのことを考えてきたか、ということが大切になるのです。だから、五十代くらいの脳は、私に言わせればまだまだ発展途上なのです。

⇅ 七十七歳の脳だからこそ

実際、私自身を振り返ってみれば、三十代や四十代のころより、七十七歳になった現在の方が、はるかに大きなことを成し遂げています。

それは若いころにはやれると思ってもみなかった作家や講演などの活動もそうですし、健康や生き方に関する研究にしても同じことです。現在夢中になっているＮＰＯ法人の運営や、児童教育に関するアイデア、はたまた農業に関するアイデアなど、いままで想像もしていなかった新しい分野への挑戦も現在では考えられるようになっています。

つまり**脳がぐんぐん成長しているのだから、いままでよりもケタ外れに大きな仕事が普通にできるようになっているわけです。**そう考えれば、五十歳の脳でやっている仕事より七十七歳の脳でやっている仕事の方が大きくなるのは、むしろ当然のことと言えるでしょう。

そして、ケタ外れに大きな仕事ができるようになるというのは、もちろん収入面でも大きな富を手にすることにつながります。

ここで改めて、「リッチ」になるということの意味を考えてもらいたいのですが、みなさんはリッチという言葉を聞いて、一体どのようなイメージをもつのでしょうか？

・豪華な家と別荘
・クルマや宝石、あるいはブランド品などの所有物
・一流の食事やお酒、あるいは社交的なパーティ
・世界中を旅行したり、あるいはお金があるからこそできる豊かな遊び

私自身人生を振り返れば、こういった一般的なイメージのリッチな生活は、より自分が描いたように発展してきました。

例えば家に関してみれば、現在は熱海と銀座に家があって、北海道にログハウスがあります。ある友人に招待されてすっかりその魅力に取り憑かれたので、そのうちモナコに仮住まいでも置こうかと考えています。

クルマは新しく購入したポルシェを含めると五台所有しています。その他、クルーザーをもち、北海道の別荘にはスノーモービルがあります。免許をとって、ヘリコプターを置くことも真面目に考えていますし、ロレックスやライカ、万年筆などといったコレクションはもはや展示ができるほどです。

食事にはあまりお金をかけないのですが、それでも味は一流のものを敢えて好みます。豪華旅行には興味はありませんが、北極圏に出向いてイヌイットと北極熊を獲《と》ったり、オーロラを見に出かけるという、いわば普通の旅行よりお金がかかることを、とても楽しみながらしています。

私は別に自慢話をしているのではありません。私はこうしたことは、敢えて言うなら「一つのシンボル」に過ぎないと言いたいだけです。

何のシンボルかと言うと、自分の成長過程を象徴するものということです。

つまり、リッチになるということは、別に強欲になることでもなければ、お金が人生のすべてだ、ということでもありません。

リッチさというのは、すなわち社会貢献を考えた上での結果であり、それを求める欲望自体が、自分の社会的役割を大きくしていくことに、きちんとつながっていくということをみなさんに知っておいてもらいたいのです。

ですから「お金」に対する意識を放棄してしまった時点で、あなたは社会的な役割を果たすことから離れてしまうことにもなるのです。

それは、やはり「定年」ということにつながってしまいます。

⇅「年金で生きる人」と「税金を納め続ける人」

「お金を儲ける」ということ自体を、どうも日本人は悪く考える傾向があるように思います。

現在は経済的な格差が開き、若い人がインターネットカフェで生活したりしているなど、貧困が世間を蝕《むしば》んでいる時代です。

そんなご時勢で、七十代、八十代になってまでガンガン収入が増えていく人を見たら、まるで悪の象徴のように思う人もいるかもしれません。

確かに稼いだお金を懐に抱え込んで、自分の贅沢のためばかりに使っているようでは、そう見られても仕方のないことでしょう。

でも、**事業を起こして生活に困っている人に仕事をつくってあげたり、あるいは福祉などに大金を投資できるのも、やはりお金を稼いでいる人だからこそなのです。**これがリッチになるということの本当の意味での社会的責任だと私は思っています。

なぜなら定年して大したこともせずに生きる……という状況を考えてみてください。あなたの生活を支えるのは「年金」になります。

この「年金制度」とは、貧しい人からであろうとも国が平等にお金を集め、しかも一部ではどこかの省庁にごまかさながら運用され、国民一人ひとりが泣く泣く捻出したお金なのです。自分もそういうお金を出した一人であるとはいえ、そんなお金を切り崩して生活することを考えたって、ちゃんとした生活が送れるなどとは思えません。

その一方で、たくさんお金を稼げば、高額の税金を払うことになります。

リッチである人にとって、これほど名誉なことはじつはありません。なぜなら税金を多く納めれば、それを国や市町村が、必要なところに回してくれるのです。

年金で静かに生きようと考えるより、仕事をしてお金を稼いだほうが、世の中にずっと貢献できることは明らかだとは思いませんか?

お金を使って世の中の役に立てられることは、まだまだいくらでもあります。

たとえば私自身、いままで何人かの学生に奨学金を出し、大学院に行く援助をしたり、留学などにも力を貸しています。それは慈善精神というより、各分野で奨学生が道を究《きわ》めたそのまた先を見てみたい、といった個人的満足感なのですが、お金さえあれば次の世代に積極的に道を開くことだって可能なわけです。

むろん世界中のセレブたちには、自分で基金をつくり、歳をとった後では慈善活動に邁進している人が大勢います。ロックフェラーやカーネギー、ジョージ・ソロスにビル・ゲイツなど、名前を挙げたらきりがありませんが、彼らもやはり「お金を稼ぐ」ということに意欲を注ぎ、大富豪と呼ばれる存在になったから、こういったことが可能になったわけです。

ここで注意したいのは、**ただ単に「世の中の役に立つ」だけでは、リッチになるために欲望を燃やすのにも限界があるということです。**

というのも、脳を発達させ、自分の仕事をどんどんレベルアップするためには、一つ上に進んだらもっと上へ夢を描く、というように自分自身を上へ進ませるどん欲さが大切だからです。

このためには、**果てしてなく自分の欲望を高められるモチベーションの高さが**

なければなりません。これは必ずしも物欲である必要はありませんが、自分自身の生活を発展させていく意欲が湧く動機であれば、欲望は尽きない、ということはみなさんに知っておいて欲しいのです。

何度も説明していますが**「定年する」**というのは、**「自分にはもう欲しいものがない」と〝自分を高める気持ち〟を失ってしまうことを意味します。**それは自分が燃え尽きるだけでなく、**自分が世の中に対してできることの可能性も放棄してしまうことにつながるのです。**

⇅ 過去に撒《ま》いた「欲望の種」を掘り起こす

欲望が燃え尽きてしまう……じつは私自身も、かつてはそんな時期に陥《おちい》ってしまったことがあります。

それは六十七歳で、とりあえずは会社の仕事を退《しりぞ》いたとき。「もう欲しいものはすべて手に入った」という感覚がありましたから、一遍に気力が失われていきました。そのままだったら現在もバリバリ活躍する私の姿は、決してあり得なかったことでしょう。

幸いにも、このとき私を軌道修正してくれるある出合いがありました。それはアメリカに住む友人の家に遊びに行ったときのことです。

ビバリーヒルズで信号待ちをしていた私たちの車の隣に、ピタッと横につけたある車がいました。そして信号が青に変わるや否や、その車はスゴい加速で私たちの車をポツンと置き去りにしていったのです。

「おい、あのクルマを追いかけろ！」

私はそう運転手に言ったのですが、その車ははるか彼方に消えています。まるで一陣の風のようでした。

その車こそ現在の私の愛車である「アウディTTクーペ」です。

現在では日本の都心部で、この車はよく見かけるようになりましたが、私が見たころは、本当に希少な車でした。

しかも私は一度手に入れてから、さらに馬力が上のクラスである「3・2クワトロ」というタイプに乗り換えました。このときは最高齢のオーナーということで、販売店の店長にビックリされたくらいです。

このTTクーペという車は、外国車ですからそこそこの値段はしますが、決してステータスシンボルと呼ばれるような代物ではありません。前に運転手つきで乗っていたトヨタ・センチュリーの方が、よっぽど見栄で乗るには相応《ふさわ》しい車でした。**一番の問題はやっぱり「欲望に火がつくか」ということなのです。**

私はつねに所有する車とともに成長してきたようなところがありました。若いころ全財産をはたくようにして買ったドイツのフォルクスワーゲン社のビートルに始まり、購入後にレースに出場するまでになったイギリスのミニ・クーパー、そして生活にお金の余裕が出るにつれて、アルファロメオにポルシェにと、より速いスポーツカーを乗り回すことで自分自身のステージも上げてきたのです。

それがいつの間にか、そこそこの資産ができると、車は人に運転させて「もう歳だなぁ……」なんて言っていたのです。

つまり、若いころに自分を駆り立ててきた推進力を定年期に一度失ってしまったことで脳の停滞が始まりかけていたのです。

このTTクーペを乗り回すようになったことで、私はこういう脳の仕組みに気がついたのです。そして再び〝車欲〟を取り戻したことが、その他の願望にもと び火していったのです。

結果として、自分のライフワークであった生化学の勉強を再開し、三つの分野で博士号を取得し、作家宣言をし……と、その後の活動はまさにめまぐるしく展開していきました。

そして『あなたが変わる「口ぐせ」の魔術』（かんき出版）というベストセラーを出版したことを機に、私の人生は一気に飛躍することになったのです。

これは、私の場合は単に車だった、という一例を挙げただけに過ぎません。

あなたが「定年する」という意識が頭をもたげ始め、欲望の火が消えそうになっているならば、私のように、**自分に火をつけてくれるものをもう一度探してみるべきなのです**。若いころ自分の人生を駆り立ててくれたものに立ち戻れば、それは必ず見つかります。

後で詳しく述べていきますが、たとえば若いころに夢中になっていたものを振り返ると、「再学習」のきっかけになることだってあります。

時間がない、お金がない、経験がない……と諦めてしまったことだって、ひょっとしたら実現できる可能性もあるはずです。過去に撒《ま》いた種を、この機会に再び育て、刈り取ってみようではありませんか。

歳をとり、意欲を失ってくると、人はもうこれ以上はない、という諦めモードになりがちです。

しかし何歳になったとしても、私たちの脳は若いころと何も変わってはいませんし、やろうと思えばまだまだ何だってできるのです。ただ**足りないのはあなた自身の「欲望」なのです**。それを復活させることを、まず始めなければなりません。

第3章

脳を若者に戻す楽しい習慣

↑↓ なぜ人は〝不良《ワル》〟に憧れてしまうのか？

脳の若さを保つことに「欲望」が欠かせない、と知った上で、本章では不良を目指すということの真意をここではより深く探っていきましょう。

まず、あなたにとって〝若いころ憧れた不良〟というものを考えてみてください。

たとえば男性であれば、世代によってジェームス・ディーンや、祐ちゃんこと石原裕次郎という人もいるでしょうし、矢沢栄吉やローリング・ストーンズなどのロックスター、最近ならばジョニー・ディップとか福山雅治などを挙げる人もいるでしょう。もしくは、その言動や生き様から、イチロー選手や中田英寿選手のような人を思い浮かべる人もいるかもしれませんね。

男性であれば、まずどこか〝格好いい〟ということが大前提だと思います。

これと同時に、じつは〝強さ〟というものも必要になります。

例えば学校などで、生徒に無理難題を押しつける先生がいたとします。勉強は決してできないけれども、そういう先生に平気で「あんたのやっていることは間違っている！」などと大胆に言えるような男が〝憧れの不良〟だったということではありませんか？

女性であれば、必ずしもおしとやかとか、キレイなタイプである必要はない。ただアクティブにイキイキと活動して、男生徒とも向こうをはってケンカしてしまうようなタイプが〝格好いい不良〟ということになるのではないかと思います。

まとめると、こんなことになるでしょう。

・精神的、あるいは肉体的な強さをもっている
・ルールや枠組みに縛られず、自由で行動的である
・普通の人がもっていない、独自での世界観をもっている

そこで、この〝不良〟というものを、三十代、四十代、あるいは五十代くらい

まで年代を上げ、もう少し考えてみましょう。

社会や会社の原則に縛られ、発想も日常生活もマンネリ化してくる中で、そういった規範に捉れない発想や、一歩進んだライフスタイルを送る人たちを羨《うらや》ましいと感じることは誰にでもあると思います。

例えば四十代、五十代で家庭をもっている男性ビジネスマンだと、カジュアルファッションなどには気を遣わない男性が多いと思いますが、そんな中で、ジャケットやパンツもとびっきりお洒落《しゃれ》な人がいたとすれば、「違う世界をもっている人」と羨望のまなざしで周囲から見られることでしょう。

フリーの仕事をしていて、まったく会社に束縛されず自由に生活している人や会社で働きながらも、サイドビジネスなどで収入を稼いでいる人、または遊び上手で、仕事以外の知識がとても広い人など……。いずれにしても〝自由さ〟や〝余裕〟が、人の羨望するある種の〝ワルさ〟になって魅力を醸《かも》し出しているわけです。

女性で四十代、五十代のくらいの一般の主婦であれば、そのライフスタイルは、ある程度固定されてきます。家事を賄《まかな》う、買い物をするなど、同じ価値観をもつ主婦たちと井戸端会議をして、子どもの世話をし、夕方は夫の帰りを待つなどがその例といったところでしょうか。

そんな中で、夫を中心にした生活とは違う行動をし、日々様々な交流関係に身を置きながら、積極的に社交の場に参加している……という女性がいるならば、やっぱり〝私たちとはちょっと違う〟ということになり、こんなタイプは羨望の対象になることでしょう。

いずれも「四十代や五十代のライフスタイルは、こういうものだ」という観点から見れば、正当ではない、つまり〝不良〟ということになります。

ここには、若いころに感じた、**ルールや枠組みに縛られない、行動的で、普通の人がもっていない自由な世界観で生きている人への憧れ、その延長線にある考えが潜《ひそ》んでいます。**

こういった魅力やアクティブさをもつことの背景には、先述した通り、**精神的**

あるいは肉体的な〝強さ〟をもっていることが大前提になります。

脳の定年を迎えない不良のライフスタイルは、年に関係なくこの〝強さ〟の領域に飛び出してみることによって達成できるのです。

⇅格好いいの代表、ヘミングウェイ式ライフスタイル

私が人生を通じて憧れてきた不良に、作家のアーネスト・ヘミングウェイがいます。

ある意味「ヘミングウェイのような生活をしたい」と強く意識してきたことが、現在の私のライフスタイルをつくり上げています。

すでに彼が亡くなった年齢より私はずっと年上になっていますが、そういう意味ではいまも憧れる不良の師匠であることに間違いはありません。

そのヘミングウェイの何をもって不良なのかといえば、別に若い女性と何人もつき合ったなどということではなく、やはり**普通の人が考える「無難な人生」を逸脱していた点だと思います。**

ヘミングウェイは、作家だったということもありますが、何者にも束縛されない自由なライフスタイルを送っています。具体的にはキューバの海の近くに家を構え、午前中は執筆活動をして、午後は海に浮かべて船の上で過ごすという、気ままな生活を送っていました。

むろん、だからといって彼は執筆活動以外で隠居生活をしていたわけではありません。カリブ海で船を浮かべてフィッシングをするだけでなく、世界各国へハンティングに出かけたし、ニューヨークやパリのような大都会にも颯爽と出かけていったわけです。パリでは名門リッツ・ホテルに自分専用の部屋を所有していたぐらいです。

ここで重要なことは、**彼はこういったことができる若い精神や肉体を保ち続けていたということです。**そして、だからこそ仕事である文学においても新しい挑戦ができたのです。そして人前に出るときは、つねに〝格好いい〟スタイルだった。そうでなければ、何人もの女性を口説くなんてことはできませんよね。

ここで不良であり続けるための秘訣をまとめるとこうなります。

・常識にとらわれない発想
・いつまでも冒険心を忘れない遊び感覚
・アクティブに動ける健康な肉体
・知識を吸収し続け、つねにそれらを自分の向上に役立てる意欲

私たちにまず必要なのは、自分の「常識の枠」を取り払うことです。

つまり〝年相応〟とか、〝自分はいままでこういうスタイルで生活をしてきた〟という習慣を、私たちは〝良し〟としてきました。ちょっと背伸びをして殻を破るという、いわゆる〝不良〟の域に踏み出せないできたのです。

しかし不良とはいえ、単なる〝ちょい不良《ワル》〟すなわち、いまより少しだけ〝逸脱〟

することを意識するだけでいいのですから、何ら遠慮することはありません。いままで抑えてきた欲望を解放し「**もっと自分にはいろんなことができる**」とか「**もっと自由に楽しくて格好いい自分になれる**」と信じて、**まずは新しい世界に踏み出してみることが大切なのです。**

そして、ひとたびこういった世界に踏み出してしまえば、私たちは「さらに楽しいライフスタイルをつくりたい」と思うようになります。さらには勉強意欲や遊びへの意欲も活発になっていきます。

つまり、そういった生活を維持し、発展していきたい、と脳が勝手に要求するようになりますから、肉体的な健康維持にしても真剣に取り組んでいくようになります。

これらの活動を推進するためにも、不良を目指す、すなわち〝逸脱してみる〟ということが大事になってくるわけです。

⇅自分を変える〝きっかけ〟に気づく人、気づかない人

ただし、**頭の中で「もっと不良になろう」「もっと背伸びしてみよう」「もっと格好よくなろう」と思ってみても、人はなかなか変わりません。**

だから私が提唱する「口ぐせ理論」では、まずは言葉から変えなさいと教えています。あるいは普段の習慣を変えることから先にやってしまうのも一つの手です。そうすると次に思考が、あたかもそれが当然であるかのように変わっていくからです。

いつも述べていることですが、私たちの脳の「大脳辺縁系」という部分には、自分が願っていることを実現させる「自動目的達成装置」（ＲＡＳ）というものが組み込まれています。

この大脳辺縁系は、「扁桃体」「海馬」「視床下部」などの脳の器官とつながり、私たちの生命を司る大事な器官、「自律神経系」と連動しています。そしてこの自動目的達成装置にインプットされた目的に従って、その人の人生はその通りのものに組み立てられていくのです。

この大脳辺縁系は、主に感情（情動）であるとか、欲望などをコントロールしている、ヒトの進化段階の比較的初期段階で生まれた脳です。実際、ヒトでなくても哺乳類ならばほとんどこの脳を備えて生まれてきます。

もう一方で私たちヒトという動物の特徴といえば、何といっても思考を司る「大脳新皮質(以下、大脳)」が大きく発達している点にあります。そして「五十歳になったら何をしようか」「老後の生活はどのように設計するか」「そのためにどんな情報を収集すべきか」と考え決断していくのはこの大脳の役割になります。私たちは、すべて大脳による思考と選択で、自分の人生をプランニングしているように思いがちです。

ところが、現実は違います。じつは私たちの大脳がものを考えるとき、その思考の土台には先ほどお話した通り、「目的」が「大脳辺縁系」にあるRASにインプットされている必要があるのです。

たとえば、あなたが本書を手に取った背景を考えてみてください。多くの方は「定年しない」とか「脳の若さを保つ」とか「いつまでも現役でいる」というキーワードに関心をもって、本書を手にしてくださったのだと思います。

一見するとこれは「脳を若く保つにはどうしたらいいのだろうか?」という疑問があり、「この本が役に立つだろう」という分析や判断で「本を手に取る」という選択にたどり着いたように見えます。これらは確かに大脳による思考の成果です。

ところが、そもそも**大脳に「若くいたい」とか、「脳を衰えさせない秘訣を知りたい」という願望が届いていないと、最初の疑問すら出てこないのも事実です。**

ということは、「人間、歳をとるのだから、脳が衰えるのは仕方がないや」と普段から常識的に思っている人は、本書など手に取るまでには至りません。こういうところで〝目的をインプットしている人〟と〝していない人〟の情報格差、つまりは考え方の格差が生まれます。

もちろんあなたは本書を手にしているのですから、出だしはまずまず、ということになります。けれども先に説明したような、〝背伸びができる〟とか〝格好いい自分になる〟ということに関してはどうでしょうか？

わかりやすい例を挙げれば、たとえば、カッコいいジャケットなどが近くのお店のショーウィンドに飾ってあったとしましょう。あなたは五十代くらいの男性で、それを着れば似合うし、「お洒落だなあ」と周囲の人たちから見直されること間違いなしだとします。

でも〝格好などどうでもいい〟とか、〝歳だから〟という思考でいる限り、間違ってもその服が目に入ることはありません。結局はそういう服を着る機会など、訪れないのが現実です。

長くなりましたが、**自分を変えていくには、従来の自分の枠から一歩飛び出して、格好いい不良あるいは輝いている不良に自分がなるという目的が、大脳辺縁系に**

あるRASにきちんとインプットされていなくてはならないのです。

それでは、具体的にはどうすればいいのでしょうか?

そう、まずは「言葉」を変え、いままでの「自己像」を変えてしまうのです。

⇅「まだまだ若い」と口に出す人はどうなっていく?

早朝、ウォーキングを終えて、熱海の自宅で温泉に入るとき、あるいは定期的に通うサウナに行くとき。鏡の前に立つと、自分自身の肉体がそこには映し出されます。

そんなとき、私は必ず口に出して言います。

「まだまだ若いじゃない」

「ほとんど五十歳だね」

またセミナーや取材、あるいは誰かと話しているときに、話題が年齢のことになると、たいていこんなことを言っています。

「全然、歳をとっているっていう気がしないんですよ」

「いまは人生黄金期だけれども、あと十年くらいは続くでしょうね」

すでにお話しましたが、八十歳になったら留学しようと思っているということも、いつも公言しています。あと数十年、脳が衰えているなどとは、まったく思えません。

そして、このようなことを「口ぐせ」として言い続けていると、どうなるのでしょう?

そう、ほとんど歳をとらなくなるのです。

確かに年齢は重ねているし、問題も皆無ではありません。それでも実態年齢を計測すると、私は五十代の年齢レベルになるのです。考えが老け込まないどころか、運動能力だって、ほとんど衰えていない。スキーやクルマの運転でわかるのですが、動体視力だって、あまり変化はないのです。

また、他に私が若さを保っている理由としては、毎日運動をしていることや、ビタミンなどの栄養素を適切に摂っていること、また現在も現役で、講演に執筆にと、頭をワクワクさせながら活動していることも関係します。

ただその前提に先ほどもお話した「自分が若い」ということを、いつも口にしていることが関係しています。だからこそ脳は肉体が若いままでいるための活動を活発化し、そのために必要な情報があれば、無意識だろうが積極的にそれらを取り入れているのです。

これが「口ぐせ」の効果なのですが、別に不思議なことではありません。

「自分は若い」と口に出して言えば、大脳辺縁系のＲＡＳに〝若くなる〟という目的がインプットされます。

その大脳辺縁系が、我々の自律神経系を司っているというのは、すでに述べた通り。この自律神経は、体の全器官における活動の中枢を担っています。だから「若くなれ」という指令は、内蔵にも、筋肉や骨にも、あるいは皮膚の張りなどにも伝わっていきます。

「自分は若い」と言い続けている私が、若さをずっと保っている理由は、こういった言葉を利用しているからなのです。

ただ気をつけなくてはならないのは、いくら「若くなる」という目的がＲＡＳにインプットされたとしても「若くないな」とか「もう歳だな」と逆の言葉を口にした途端に、たちまちスイッチはオフになるということです。

オフになるだけならまだいいのですが、場合によっては「加齢を進めよう」という目的が入力されてしまうことになり兼ねないことです。**四十代、五十代になり、そういう決まり文句が生み出している面もじつはかなり多いのです。「ああ歳だな」と口にするようになった途端に老け込んでしまうのは、**

それを阻止するためには、スイッチがオフになるたびに「自分は若い」と再び入力し直す必要がある。だからこそ「口ぐせ」なのです。

⇅ 口ぐせは五十代でも二十代でも変わらない

さて、こういった老化防止のための「口ぐせ」は、私がアンチエイジングをテーマにした本で必ず言ってきたことでもあります。

しかし本書では不良になるというキーワードを提示し、さらにアンチエイジングに止まらないライフスタイルを提案しようと思っています。

こういった考え方からすれば、「老化しない」という健康上の目的だけではない、若いときと同様、いやそれ以上のワクワクする人生を、本書では設定しなければもったいないことになってしまいます。

けれども「不良になる」だけでは、口に出したところで、漠然としていてわからないでしょう。

そこで何を言葉に出すかといえば、とにかく「手に入れたいもの」「なりたい姿」

をどんどん口に出して欲しいのです。それはあなたが何歳だろうが構わない。

二十代の若者が思わず言いそうな大望を、まずはもう一度しっかり口に出してみることです。

「もっとお金持ちになるぞ」
「とにかくモテるぞ」
「私はますますキレイになる」
「これから独立して成功する」

「定年する脳」の一番の要因は、欲望が燃え上がらなくなっていくことだとはすでにお話しました。これを防止するためにも「欲しいもの」「なりたいイメージ」はどんどん設定して、口に出していくべきです。

とはいえ、その**「欲しいもの」がなかなか見つからなくなるのが定年時の特徴の一つです。**

では、どうするかといえば、それこそ自分が憧れるような不良ならばもっているであろう品物や、やっているであろうことを、とにかく口に出してみるのです。


「二〇〇万のロレックスを必ず手に入れる」

「新車はベンツのオープンカーにしよう」

「月に一度は若い女性をお洒落な店に誘う」


口に出すことによって、これらはあなたの欲望に確実になっていきます。

それと同時に、欲しいものを手に入れるためには、「年金生活で十分」とは考えなくなります。なぜならば自分がいまより進化していくための道を、脳が勝手に探し出すようになるからです。

老化は、新しい夢や、新しい挑戦ができなくなる状態を指します。これを防止するには若いころを思い出し、まだまだ欲しいものがたくさんある、成し遂げていないことがたくさんある、ということを思い返さなくてはなりません。

いまや、人生は一〇〇年続くことが当たり前になっている時代です。平均寿命は年々長くなっていますし、一〇〇歳を突破した高齢者もいまでは大勢います。

仮にあなたが五十歳だとしたら、人生はあと五十年もあるし、七十歳だとしても、あと三十年もあるのです。

いったい十代の人間が、自分が六十になるまでに、どれだけの希望をもつでしょうか。あるいは四十になるまでに、どんな人になると想像することでしょうか。

こう考えたら「もう歳だ」なんていう言葉で、人生を下り坂にしてしまうことが、もったいないことだと気づくでしょう。

⇅欲望を刺激してくれる「場所」とは？

「欲しいもの」や「やりたいこと」を探していくために、情報収集をしていくのは重要なことです。

「やりたいこと」は、人間関係を増やしていくことや、再学習を始めることで次々と創出されていくものです。

しかし「欲しいもの」を見つけるのは、これよりもかなり簡単なことです。それこそ銀座でも、心斎橋でも、デパートでも、大きなショッピングセンターでも、どこでもいいから〝モノがたくさんある場所〟に出かけてみればいいのです。できれば高級品が、きちんと揃っている場所がいいでしょう。

私は作家宣言をしてから、普段は熱海を本拠地にしていますが、週末はセミナーのために東京へ出ることが多くあります。時間があると、必ず大好きな町、銀座へ赴《おもむ》き、いわゆる〝銀ブラ〟をします。

銀座というのは、古くから「流行」「伝統」「情報」の三つ文化が集まる、世界でも特殊な町だと思います。私はニューヨークの五番街などもよく行きましたが、世界最先端のものがコンパクトにまとまっているという点では、銀座に勝る場所はありません。

銀座で何をするかといえば、たいていはフラッと歩き、興味をもった店に入り、デパートを覗いたりするだけですが、ランチでも食べようと思えば、和食から洋食まで、一流の味がたくさんあり、ちょっとしたいいワインの飲める店などもここにはたくさんあります。

スポーツカー、高級時計、万年筆、カメラ、サキソフォン……と、私にとっては〝欲望を刺激してくれるオモチャ〟もたくさんありますが、いまでもこれらに魅力を感じ、子どものような「欲しがる気持ち」をイキイキともてるのには、こうした欲望を刺激してくれる「場所」を上手に使っていたことが大きな理由です。

実際、ほんのちょっと「欲望を刺激してくれる場所」へ出向くだけで、人が変化することは多々あります。

私が主宰しているセミナーに『人生作家倶楽部』というものがありますが、どんな内容かというと受講生のそれぞれに本格的な「未来小説」を書いてもらいます。

その詳細は『富豪塾』（大和出版）という本に詳しいからここでは省きますが、

受講生にいいイメージを高めてもらうために、まず一週間くらい時間をとってサンフランシスコやバンクーバーへ出かけます。それらの都市で〝セレブリッチの生活〟に触れてもらうことによって、未来への欲望を最大限に高めてもらうためです。

この作家倶楽部でカナダのバンクーバーへ行ったときのエピソードなのですが、すでに六十代になる、宮崎県で健康食品の会社を経営している女性が参加していました。

彼女も成功している経営者で〝お客様の健康に役立ちたい〟という理想をもっていました。ただ、彼女にはそれ以上の金銭欲や物欲がありませんでしたから「わかってくれる人にわかってもらえればいい」という形での販売が続き、商品の地名度もさほど高くなく、会社の知名度もローカルな域を越えませんでした。

ところが、バンクーバーの高級住宅地や別荘地を見て「もっと上を目指せるんだ」ということを感じた途端、彼女は一気に意欲を高めました。

現在は、扱う商品をよりメジャーにし、それらを流通させる組織も拡大させることを模索し始めています。

そして何より「より多くの方々に健康を届ける」といったより大きな目的をもったことで、現在ではさらに豊かな生活に近づこうとしているのです。

つまり**「自分が喜べる」からこそ、人は「他人を喜ばせる」ことができるということです。**自分自身が豊かで幸せでなければ、より多くの人を豊かで幸福になどということはなかなかできません。

つまり完全な〝良〟になりきらずに、人生にこういった〝不良〟の部分を残しておくのが、ワクワクする人生を送る秘訣ということなのです。

⇅心の中の「自己像」は、つねに格好よく！

欲望を刺激し、不良になるためには、言葉だけでなく外見も変えていく必要があります。

お洒落になる、というのは「定年しない脳」をつくるための大きな要素だと私は思っています。

なぜなら**私たちが「歳をとった」ということを実感し若さを失っていくのは、自分の脳内にある「自己像」と多いに関係しているからです。**

この自己像というものについての研究は古く、すでに六〇年代に、パリ大学やコロンビア大学の医学教授であったマクセル・マルツ博士によって提唱されています。彼はもともと整形外科医でしたが、「美しくなりたい」という女性たちに、いまでいう〝プチ整形〟のような施術を行ってもいました。

ところがあるとき、彼は整形を終えてからの人生が幸せになった女性と、あまり変化しない女性に法則があることに気づきます。

幸せになる女性は、施術後の顔がさほど変わっていなくとも「私はキレイになった」と喜んでいたのです。その結果、社交的になったり、積極的に恋をしたりして、その人生が飛躍するチャンスをつかんでいきました。

一方、以前に比べたら非常に美しい女性になったにもかかわらず「自分は何も変わっていない」と受けとった人もいたのです。自分に自信がもてないから、結局こちらのタイプの女性たちは、以前と何ら変わらない人生を送ってしまうという結果だったのです。

そこでマルツ博士が提唱したのは、**心の中にある「自己像」が変わらない限り、人生は何も変わっていかないということ。**自分の**外見に自信がもてるかどうかは「実際の容姿がどうであるか」などではなく、本人が自分の「自己像」をどのように見ているかで決まってくる**ということだったのです。

実際、私たちの目に映るすべての情景は、「目」という器官が感じ取った情報を、脳が組み立ててつくっているいわば〝イメージ画像〟です。

だから自分の顔を〝いい〟と思い込んでいる人には、その通り自分の顔は「イケメン」にも「美人」にも見えるし、「パッとしない」「不細工だ」と思っている人には、やはりそのイメージで画像がつくり出されるのです。

そのイメージは、そのまま人前でどう振舞うかとか、自分にどんな可能性があるのかという「自信」に直結しますから「自己像」をよくするのは、とても重要なことなのです。

ましてや私たちは年齢とともに、外見も変化していきます。

男性であれば、ムダな肉もつくし、頭も薄くなるかもしれない。女性であれば、肌のツヤは失われ、目尻に皺《しわ》ができるかもしれない。

そんな外見の変化を見れば、若かったころの「何でもできる」という強さは消えるだろうし「いろんなことに挑戦したい」という意欲も失われていくことでしょう。

次第に人生も守りに入っていく……と、これでは不良になろうという冒険に踏み出す勇気もなくなることでしょう。

こういった自己像の衰えを止めるのに、一番効果的なのは〝肉体の衰え〟を軽減させることです。それには「運動する」に勝る方法はありませんが、じゃあ五十代の人間が二十代の外見を取り戻せるかといったら、これはちょっと無理があります。

それならば、**まずは「外見」で、ちょっと逸脱してみればいいのです**。別に「自己像」をよくするには、必ずしも若返らなければいけないというわけではありません。

要は「この年でも格好いい」とか「まだまだキレイじゃない」と自分で思い込むことができればいいのですから。

そして、これには「お洒落をする」ということが一番の近道なのです。

女性であれば、この方法はよくご存知だと思います。メイクにしろ、ファッションにしろ、〝キレイ〟になる活動を諦めず推進していくだけです。最近であれば、「アラウンド・フォーティ」と取りざたされて、四十代でも、相当美しい外見を保っている女性がかなりいます。それを五十代だろうが、六十代だろうが、続けていくだけのことなのです。

男性の場合、ひょっとしたら長い間お洒落なんて遠ざかっている、という人も多いかもしれません。

とくにスーツで出勤していた人だと、カジュアルウェアはとかく適当、という方が大半でしょう。

「お洒落」は、まず研究から始めればいいのです。いまや年齢の高い人向けのファッション雑誌も充実していますし、テレビを見れば、お手本になるような俳優さんも大勢いるのですから。

あるいは奥さんと外出して、服を選んでもらうのだっていいでしょう。むろん恥ずかしからずに、お店の店員さんに相談してもいいのです。

ファッションセンスも、やはり鍛えて学ぶものだと思います。**そのためには、自分の姿を人になるべく見てもらうことが肝心です。**そういう意味から、休日こそお洒落をして外出する、という習慣をまずはつくってみてください。

⇅「欲しいもの」に投資できることへの魅力

衣服を購入するときでも、とにかく安いもので済まそうと考えるのはもったいないことです。あなたはこれから活躍して、どんどん収入をアップさせる人になるのですから、とにかく〝ファッショナブルな不良〟を目指しましょう。

「もったいない」なんて思わずに、年相応の高級な服に、ポンと投資していただきたいものです。

若いころ私は「ロレックス」のファンになり、まだお金もロクにもっていないのに、相応のムリをしてこの時計を購入したことがあります。

当時の日本では、ほとんど見ることのできなかった時計でしたから、身につけていても価値のわかる人にはなかなかお目にかかれません。

けれども、それを身につけていると、何となく自分がワンランクアップした人間になった気がしたのを覚えています。

それと同時に「もっとバージョンアップしたタイプも手に入れたいな」という欲も出てきました。

その「欲」こそが、現在何百万もの値段のするロレックスを、いくつも所有できる身分になれた最大の理由なのです。

私はあなたに、いきなり何百万もする時計を買えとは言うのではありません。それでも、**いまあなたが〝変わるべきとき〟にいると思っているのだったら買いたいと思ったものを、思い切って購入して欲しいのです。**

もし四十代、五十代という年齢だったら、十万円単位の時計を買う、あるいは数万円単位の服を買うくらいなら、さほど大きな負担ではないでしょう。数十万の時計を二つくらい揃え、ＴＰＯに合わせて使いわけるだけでも、かなりお洒落のグレードは上がります。まずはそのくらいから「お洒落になる」ということを始めてみてはいかがでしょうか。

脳が定年し始めると、人はたいてい守りに入るため、お金も倹約するようになりがちです。定年後を考える多くの人は、蓄えをしなければと考えるようになるし、そこまでいかなくても「この先はどうなるかわからない」という不安が、お金を使わなくさせるのです。

しかし、**お金というのは不思議なもので、上手に使える人には、必ず使う以上のお金が入ってくるようになります。**これとは逆に、**貯めることや倹約することで頭が一杯になると、次第に使った以上のお金を稼ぐことを考えなくなりますから、自分を高める意欲はどんどん消えていきます。**

私は「お金持ちになりたい」という人に、財布に入れておくお金を、現在の倍にするように勧めています。

ましてや、〝お洒落で格好いい不良〟を目指すのだったら、〝ケチ臭い不良〟なんてあり得ません。お金を気前よく使えなければ、人に憧れられるなんてこともないでしょう。

そしてもちろん、**お金は自分のためだけでなく、人のためにもポンと使えるこ**

とが大切です。

次章では「人間関係を広める」ということについてお話しますが、ここでは、お金を使うことがさらに重要になっていきます。

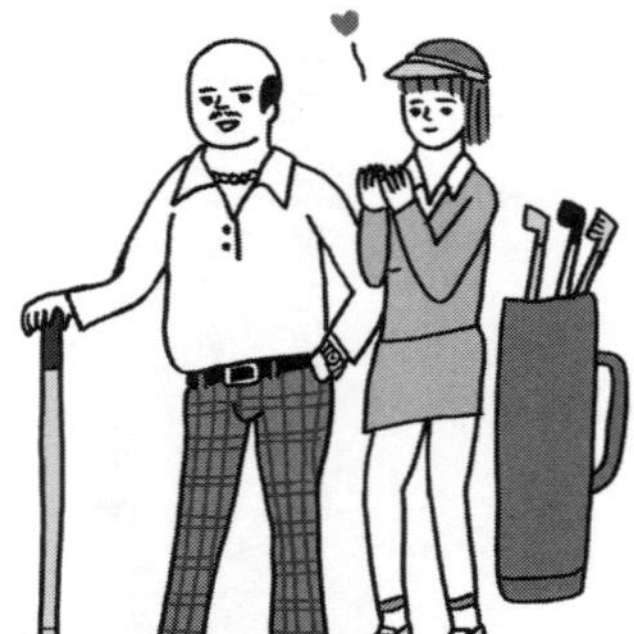

第4章

脳を若者に戻す人間関係の秘密

⇅人間関係のワンパターン化と脳の定年化の関係

早いうちから脳が定年してしまう、つまり老け込んでしまう人に、**決まって言えるのは人間関係がとても狭いということです。**

男性であれば、人間関係はほぼ〝会社の人たち〟とか〝学生のころの友達〟で占められてしまうことが非常に多い。遊び仲間なら世代はほとんど自分と変わらない人たちで、たいていは飲みに行き、ゴルフをするぐらいの仲間ではないでしょうか。この関係は確かに安心するかもしれませんが、いつも同じ価値観、行動パターン、会話内容で、ほとんど変化がありません。

女性の場合でも、あまり人間関係を広げてこなかった人は同じでしょう。学生時代の友人、会社で知り合った仲間、主婦のネットワーク……いずれも決まりきったことをする関係ばかりになりがちです。

もちろんそれが悪いとは言いません。

しかし、**人との出会いは本来脳にフレッシュな刺激を与えてくれるものです。**にもかかわらず、人間関係がいつもの会話、行動の単なる繰り返しになるのですから、脳の活動も次第に停滞していってしまうのは仕方のないことなのです。

しかし、たとえば私の開くセミナーのベテラン受講生たちなどは、六十代や七十代であっても言動から考え方まで、若々しい人たちが大勢います。

それもそのはずで、私のセミナーには、二十代、三十代はもちろん、大学生や高校生さえ参加しています。そしてセミナーには原則的に、上下関係がありません。みんなが平等で、対等に意見を交わし合います。

そうすると年の開きがかなりある友人がたくさんできます。ある七十代の経営者は「山登りをする仲間」ということで、二十代や三十代の女性たちを引き連れ、しょっちゅう山登りに行っています。

また意見交換をしたいということで、若い男性受講生たちを自分の所属しているサロンに招く六十代の女性もいます。

自分の交流ネットワークに若い人たちがかかわっていれば、当然ながら〝若い人の考え方〟に頻繁に触れるようになります。

もちろん、若い人たちとしょっちゅう会うのなら、ファッションや会話内容にしても「おじさん臭い」「おばさん臭い」というわけにいかないものです。

だからこそ私のセミナーに出てくる人たちは、総じて〝若い考え方〟〝若いセンス〟でいられるのです。

結局話はいたって単純で、**「定年しない脳」をつくるためには「人間関係を下の人たちの世代に広げなさい」ということです。**

みなさんには〝不良〟を目指していただきたいのですから、この場合、異性であればなおさら刺激になって効果的だと、私は思います。

そうは言っても、部下などに接するように下の世代の人たちに対処してしまうのでは、いい関係などはできません。ここであなたは、人づき合いに対する意識を大きく変える必要があります。

⇅ 発想から脳をリフレッシュさせていく方法

若い世代を巻き込んだネットワークを広げられないということは、結局のところ、自分より下の人たちの価値観や考え方を認めることができないということなのです。

「いまどきの若いヤツは……」などというお決まりの文句は、それを象徴しているのかもしれません。このフレーズは、何と古代メソポタミアの史料にも残っているそうですが、明らかに禁句です。

この言葉はすでに自分が若い思考を失い、自己の発展を否定するといったことにもつながります。そういう意味からすれば、このフレーズは言った途端に老化が始まる「呪いの言葉」に等しいと言えるでしょう。

こういった言葉を言いたくなってしまう背景には、自分が築き上げてきた地位や経験に対するプライドがあるのでしょう。逆にいうと、若い世代の考え方を認めた途端に、自分が否定されてしまうような恐怖を抱くわけです。

もちろん自分の人生や築いてきたものに、プライドや誇りをもつことはいいのです。

しかし、**自らの考えと違うものを認めないというのならば、その人は時代の変化についていけません。**プライドに固執し、意固地になっていけばいくほど、脳は萎縮し定年してしまうからです。

それなら、一体どうするべきかと言えば、**その答えは「謙虚になる」ことです。**

みなさんには経験もあるし、築いてきた実績も若い人たちより断然、上だと思います。

しかし世の中は変化していて、価値観は日々新しいものに取って替わられていきます。古い考え方や過去の成功体験にしがみつけばつくほど、周囲から見れば〝単なるわがままなおじさん〟に見なされていくだけでしょう。

日本の会社は、タテ型の組織がほとんどで〝上の人はとにかく偉い〟という上下関係を重視してきたという歴史があります。

あなたも若いとき、もしくは現在でも上司の頭が固いばかりに「なかなか新しいアイデアを容認してくれない」という壁にぶつかったことがあるかもしれません。

しかし、そういう会社はよく言われるイノベーション（革新）が成し遂げられなくなるものです。私はビジネスの専門家ではありませんが、新しい技術やニーズの変化についていけなくて、没落していった企業をいくらでも知っています。

そして個人の場合でも、これはまったく同じことです。

私自身は早くから外資系企業の物の考え方に接してきたところがあり、会社を上下につながった組織というより、むしろ横に手を広げ合ったチームと考えてきました。

詳しくは『脳が悦ぶと人は必ず成功する』（小社刊）という本でお話したことですが、私が会社役員だった時代には、部下に指示を出して行動してもらうということはほとんどやりませんでした。その代わり、部下たちからはアイデアを出してもらい「まかせたよ」のひと言で好きにさせてしまうのです。私の役割は、進捗状況を報告させ、アドバイスや鼓舞するということをしただけです。

上の人間の仕事というのは、それでいいと私は思っています。部下は自分のやり方で自由に考えて問題解決をしていくことができるのですから、仕事は楽しくて仕方なくなります。

実際「楽しい」という感情は、脳内でオピオイド系のホルモンを分泌させます。この脳の活性化の仕組みを知っていたおかげで、上司だった私が頭を使わなくとも部下たちは優れたアイデアをどんどん生み出してくれました。

二〇〇八年に私は「ＮＰＯ法人口ぐせ理論アカデミー」の設立という大がかりなプロジェクトを立ち上げたのですが、これは大学のような学術組織をつくって、自分の理論の継承者を育てていこう、という壮大な試みで始めたものです。

そんな私個人の大きな夢を反映したアイデアにもかかわらず、アイデアの骨格と理事や教授陣の人選だけをしたら、後は笑って「それでは、この先はみんなにまかせたよ！」と彼らに一任してしまいました。

もちろん、これができるには相手がそれだけ信頼できる人間であることが前提です。そして相手にまかせてでき上がる仕事の形は、私が思い描いていたものと違っていることも往々にしてあります。しかし私は「それもいいかもな」「そんな発想もあったのか」とどんどん認めてしまいます。

こうして**謙虚に相手の考え方を受け入れることで、脳は自分と違った考え方を吸収し、よりフレッシュなものに進化していくのです。**

加えて**私が信頼してまかせる以上、当然相手も私を信頼してくれます。**こういう関係を大事にするからこそ、若くとも優秀な才能が周囲に集まってくるではないでしょうか。

⇅ 魔法の言葉「ありがとう」と最高のマインド「おもてなし」

どうしてもプライドが邪魔をして、謙虚になれない自分がいるとしたらどうすればよいのでしょうか。

結局、この場合も「言葉」を変えていくことから始めればいいのです。**最も簡単でいい言葉は「ありがとう」です。**ともかくこの言葉を口ぐせにしてしまうことです。

これはなぜかと言えば「ありがとう」を言葉にすると、その瞬間相手に感謝するという目的が大脳辺縁系の目的達成装置（RAS）にインプットされるからです。

この**「感謝」というのは、恋愛感情と同じで、脳をイキイキと活動させる若返りの感情の一つです。**実際、恋をしたときと同じ「ベータエンドルフィン」というオピオイド系のホルモンが脳内では分泌され、気持ちがよく、まさに何でもできるかのような心理状態がつくられていきます。

もちろん「ありがとう」と言えば、相手も嬉しいものです。また人間の脳内には「ミラーニューロン」という細胞があり、「目の前の人間が喜んでいる状態」を写し取って自分自身もイキイキとした状態になっていくことが知られています。

つまり**「ありがとう」を言うことによって、イキイキとした状態でつながる人のネットワークが、どんどんつくられていくということなのです。**これならば、年齢の障壁を越えた素晴らしい人間関係がつくられないわけがありません。

もう一つの提案は「おもてなし」をするということ。具体的には「ご馳走してあげる」ということです。

ほとんどの場合、若い世代よりあなたの方がお金に余裕があるはずです。これを投資と考えて、気前よくどんどんご馳走してあげるのです。

最近は不景気のためか、自分の身を守ることで精一杯のビジネスパーソンが多くなっていると聞きます。給料は減らされる、リストラされるかもしれないと、極力ケチになり「後輩や部下は誘わない」という人も多いかもしれません。

しかし、お金は使うからこそ、入ってくるようになる性質があるのです。部下にご馳走したことによって、その何倍ものリターンが脳の成長に返ってくるのであるとすれば、食事やお酒なんて安い投資だと私は思います。

たとえば、人にご馳走するならば、自分も相手も楽しめるそれなりの場所に相手を招待してあげたいものです。私の場合はもっぱら女性限定ですが、よく青山のとある高級イタリアンレストランでご馳走をします。じつはこの店の地下には「魔法の扉」があり、その向こうに会員のみ使えるバーがあるわけです。たいていの女性は、そこにいるだけで異次元に来たように感動しています。

むろん、いますぐというわけではありません。けれどもどんどんそういった逸脱感のあるライフスタイルを実行してもらいたいのです。

⇅ 佐藤流　50代からの妻の口説き方、夫の動かし方

「若い人間関係をつくっていく」という話をしましたが、どうしても身の回りを見れば、同年代の人間関係、あるいは長いつき合いになっているばかりに、さほど刺激の得られない関係がたくさんあることと思います。

夫婦のパートナー関係などは、その際たるものだと思います。

第2章で述べたように、若い女性や男性を誘って、疑似恋愛を楽しむのは、もちろんお勧めなのですが、これまでの人生がそうであったように、今後の人生においても一番密接になるのは、現在の妻であり夫、つまりはパートナーです。**この関係が脳をたえず刺激し「定年する脳」を食い止めるものであるならば、これ以上のことはありません。**

ではその夫婦関係に再び刺激を取り戻すには、どうすればいいのでしょうか？

別にこれは難しいことではありません。もちろん恋人同士だったころや新婚時からずいぶん時間も経過し、ドキドキするようなトキメキ感は失われ、マンネリ関係にはなっていることでしょう。

けれども、一時はお互いそういう関係であった仲なのです。かつてのトキメキを取り戻し、かつて恋人同士でやっていたことを再開することから始めてみてはいかがでしょうか。

手っ取り早いのはデートをするということでしょう。

二人だけで食事に行くのでもいいでしょう。ファミリーレストランに行くのではなく、たとえば夜景の見える展望レストランのような場所を予約して、ロマンチックな雰囲気でワインでも飲みながら最高の食事をするのです。

映画や旅行、ドライブに行く……などなど、何歳になっても二人で楽しめることはいくらでもあると思います。

その上で何年ぶりになるのかもしれませんが、**二人で手をつないで歩いてみた**

りすれば、いままでのワンパターンだった夫婦関係も脳に刺激を与えてくれるフレッシュなものに変わります。

むろんただ手をつなぐためだけでも、そこにはお互いの関係を見直す効果があることを忘れてはいけません。

あなたが女性ならば、夫を刺激するために大切なのは「キレイであり続ける」ことです。

「もう歳だし」は禁句です。先に述べたように、**重要なのは自分の心の中の「自己像」がキレイであり続けることなのですから。**「歳だ」などと思ってしまったら、ますます外見も心も、オバサン化していくことになってしまうのです。

そのように言葉でしっかり自分に言い聞かせるだけでなく、ちゃんとメイクをする、お洒落なファッションを心がけるといった女性ならではの自分を美しく見せる演出を進化させていくことも忘れてはなりません。

実際、五十でも六十でも美しい外見を保っている人は大勢いるわけです。妻がいつまでも「キレイな奥さん」であり続けるなら、夫だって嬉しいに決まっていますし、**美しくあるために努力することは、身近な人への何よりの「おもてなし」にもつながるのですから。**

その上で、できればウォーキングなどの運動をしたり、ビタミンやミネラルなどをきちんと摂取していくことも私は奨励いたします。**健康な肉体を心がけていれば、老いた自分を嫌になるということが、本来はあり得ないことなのです。**

男性だってもちろん格好いいままでいることは、妻を刺激していくのに重要なことです。けれどもその前に、**男性は妻に対して使う言葉から改める必要があるのではないでしょうか。**

というのも、日本の典型的な男性というのは、歳を重ねると奥さんに対して「おい」とか「お茶」などと、非常にそっけない人が多いのです。**そんな夫婦間のコミュニケーションを無視した関係が、脳に刺激を与えるものになるということはありません。**

「愛している……」と、いまさら繰り返し言うのは照れくさいかもしれません。

しかし「今日はキレイだね」とあえて言葉に出す、あるいは「久しぶりに海外旅行でも行こうか」と夢のある言葉で誘ってみる。これは後ほど詳しくお話しますが**「相手を楽しませる」ということは、お互いの脳を刺激するいいコミュニケーションになる行為なのです。**

欧米では、六十を過ぎても「ねえ、ダーリン」「何だいスウィートハート」というようにお互いを愛称で呼び合っているカップルが大勢います。**決まってそういう夫婦は、双方ともに精神的にとっても若いのが特徴です。**

まずは、**夫婦間の普段の言葉の遣い方から、見直すこと**をみなさんに提案します。

⇅「オトナのセックス」を考える

夫婦が若いころのような刺激を取り戻すことの重要性についてお話をしました。

しかし、**夫婦関係とは本来年齢とともに成長していくべきものです**。だとしたら、より「夫婦の大人度」を成熟させていくことも、お互いの脳を刺激し合うには重要なことでしょう。

大人度を進化させるのに、大切なのはセックスです。

セックスという行為は、その行為自体が脳内に快楽ホルモンを充満させるものであり、脳を刺激し、イキイキとさせるための重要ないとなみです。

とはいえ、それも愛情あふれたセックスをすればという前提があってこそ。**単に行為に及べば、それでいいということはありません。**すでに年月を重ねたカップルは、それだけで満足するということはなくなっていると思います。

ひょっとすると年齢によっては、ここ数年ご無沙汰……という夫婦も多くなっていることでしょう。

じつはセックスが人間の脳を刺激する仕組みは、案外複雑です。そのメカニズムを説明すると、次のようになります。

まず人間の「性欲」は、生物としての本能から異性を求める部分と、「愛している相手と結びつきたい」という精神的な部分の二つから成り立っています。前者は「視床下部」という古い脳に属する部分、後者は「前頭連合野」という大脳の要求に基づいてわき上がってきます。

通常の動物なら、ほとんど性欲は「視床下部」の本能が求めるままです。本能の求めに応じてセックスし、ある程度性欲が満たされれば、今度は「GABA」というホルモンが脳内に分泌され、その性欲を抑制します。そうでなければ、とんでもないことになってしまうのは想像できますよね？

だから動物の性欲は、満たされるか、満たされないか、ということだけなのです。「この愛する女性を」という精神的な部分が関与していないとチンパンジーのように「相手が誰であっても構わない」という状態になってしまうのです。

しかし**人間がいいパートナー関係を築くためには、「前頭連合野」も満足させなければなりません。**GABAというホルモンは、食欲や性欲などの本能的な欲望には効くのですが、「前頭連合野」の心理的な部分にまでは左右しないという特徴があります。

そこで人間はセックスによる快楽を強くするために、別の形でホルモンを分泌させるシステムをつくり上げました。まず、男性は女性と接することによって、次第に「パソプレシン」というホルモンが蓄積されていきます。

このパソプレシンには、男性が女性を愛おしく思う気持ちを強化する作用、違う言い方をすれば、セクシャルな方向に思考を向かわせる作用があります。そうやってホルモンによって妄想を高めていくこのシステムも、セックスが脳を刺激する要素になるわけです。

そうして行為に及ぶ段階になると、男女双方とも「オキシトシン」というホルモンが分泌されて、脳内で快楽感が高まっていきます。パソプレシン、オキシトシン双方の効果は、男性にとって大きな満足感になっていきます。

ここで注目すべきは、**セックスとは行為そのものよりもそこに至るプロセスま**

でが重要ということです。

大事なムードづくりには、それなりの方法があると思います。シチュエーションを変えてみたり、雰囲気を変えてみたり、ちょっと大胆になってみたりなど、いずれも男性側のパソプレシンをいかに充満させるかが、ここではカギとなるでしょう。

もっとも、**いきなりセックスに取り組む前に、その以前のコミュニケーションをしっかり図ることが大前提になることをお忘れなく。**

セックスそのもののテクニックということになると、私の専門外になりますが、最近ではそういう手引書も書店で簡単に手に入る時代です。

私の主催するセミナーの受講生には、斉藤翔さんという心理学的な見地からセックスのアドバイスをしている専門家もいますが、もはや時代がセックスの効能について注目しているといえるのではないでしょうか。

実際インドの古典『カーマスートラ』などでも知られるように、はるか昔からセックスをマンネリ化させない工夫は研究されてきました。

少し照れる話題かもしれませんが、**セックス自体は、脳を定年させない重要な工夫の一つであるのは事実です。**

⇅ 夢や笑顔を人に与えるとどうなる？

夫婦の関係を一番身近で大切な関係とすれば、お子さんたち、兄弟や親戚関係、友人、知人と、この人間関係というものは、じつは輪のように広がっているものです。

現在、企業で働いている方に考えてほしいのですが、あなたが会社を辞めたとき、一体どれくらいの人間関係が残っていることでしょうか？

さらにいまから十年、二十年という月日が経ったとする。そのときあなたの人間関係はどのように変化しているのでしょう？

じつは、**自分を取り巻く人間関係の輪が小さくなるほど、脳は「定年」を早める傾向があるのです。**単純な話、外部刺激が少なくなるのですから、これはわかりやすいことだと思います。

いわゆる「**ボケ老人」になってしまうお年寄りは、孤独な人が多いことも厳然たる事実です。**一方、田舎に住んでいるような、**とても元気なお年寄りに共通している点は、必ず大家族に囲まれていたり、周囲に同じように元気な友人が多かったりと人間関係がしっかり築かれている点です。**

もちろん、本書を読んでいるあなたは、定年なんて迎えません。これからますます新しい人間関係も増えていくことでしょう。

次章では「再学習」をテーマに、脳の活性化から考える再学習をすることの重要性についてお話しますが、そこには脳の刺激にかなりいい効果がある交友関係が存在します。

けれども、ただじっとしていればワクワクするような人間関係ができ上がるわけではありません。そういう場で、**この人といると面白いなという魅力があなたになければ、人の輪が広がっていくことはあり得ません。**

では、そのために何をしたらいいのでしょうか?

まず一つは、周囲の人々に「夢」や「将来」について話しかけてみることです。

これは別に難しいことではありません。何より自分が先に「夢」や「期待」を語ってみるのです。

例えば「定年後はこんな会社を始めようと思っています」と自分から話をしてみる。それを繰り返していけば、「そんな会社に参加したいな」という人があなたの周囲に集まってくるかもしれないのです。

「国内勤務で、海外に行く経験がなかったので、これから英語を本格的に学んで定年後は国際人デビューしようと目論《もくろ》んでいます」と話してみれば、「私も英語を学んで海外で暮らしたい」という人が、あなたの周囲には自然と集まることと思います。

気の合う者同士だったら「勉強会をやりましょう」という話だって構わないの

です。実際、六十代のそういうサークルは世にいくつもあるのですから「定期的に会が催される」というだけで人間関係の輪は確実に広がっていきます。

じつは夢は人に語れば語るほど、実現する可能性が高くなるのです。もちろん、これは前章で述べた「大脳辺縁系」による「口ぐせ」のメカニズムも関係しています。もっとも同志がより多く集まれば、実際に何か始まる可能性はグンと高くなるのは当たり前のことかもしれませんが。

もう一つは人を楽しませるということ。

これは上司がいる人ならすぐにわかることと思いますが、誰だって気難しくて、ちょっと何か言ったら激怒してしまうような年輩者には、かかわりたくないはずですよね。

代わりに、気さくで穏やかで、会うたびに面白い話をして笑わせてくれる人だったら、何度でも「会いたい」とみなさんも思うことでしょう。つまりこういう人は孤独ではなくなります。

要は「脳の定年」を止めるためにも、そういう人になりましょう、ということです。

しかし、ユーモアで人を笑わせるのは、そう簡単なことではありません。柔軟な発想で、つねに場の空気を読み、的確な反応でコミュニケーションしていくセンスが必要になるからです。

もちろんそのためには、幅広い知識や世代を超えた人たちの考え方も受け入れる度量が必要になるからです。

そういった周りの関係を無視して、ただただ受けようとすれば、必ず「オヤジギャグ」と周囲のみんなが引いてしまうことでしょう。

しかし**「人を楽しませる」ということを意識するだけで、脳は確実に活性化していくことは事実です。**一般的にもかなり知られている事実ですが、人を笑わせているときには、前頭葉が非常に活性化しているものなのです。

芸人やお笑いタレントに頭のいい人が多いのは、それだけ脳をフル回転させているからかもしれません。

そして、もちろん自分が笑っているときも、前頭葉は同様に活性化していきます。

つまり孤独とは無縁となる**いい人間関係をつくり、よく笑い、また笑わせるということを意識するだけで「脳の定年」を防ぐにはかなり効果的なことなのです。**

「笑い」とは素晴らしい人間関係の潤滑油だと思いませんか?

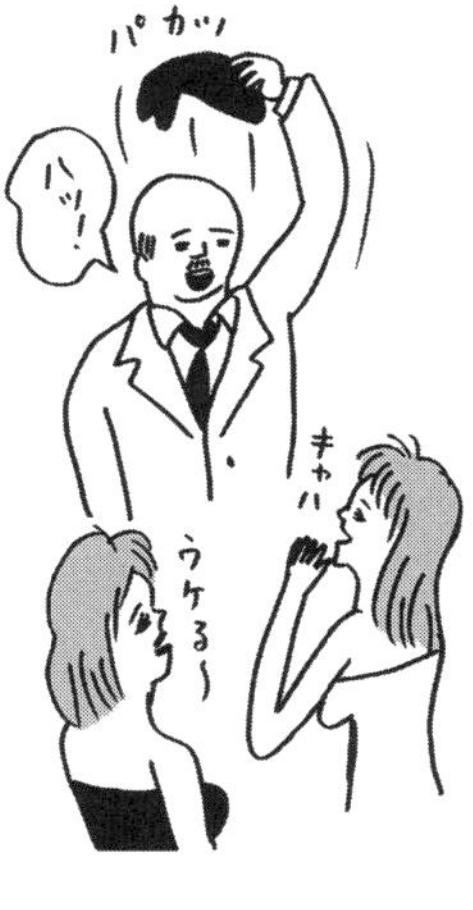

⇅ 自らを「人が集まる場」にしてしまう

人間関係を広げていくためには、「人が集まる場所」をつくることがとても重要です。

何より、私自身よくパーティを催してきたため、人間関係がかなり広がったという経験があります。

しかし私の場合は最初から「人間関係を広げよう」という思惑があったわけではありませんでした。趣味のハンティングで調達したシカや鴨といったジビエ料理を、自慢がてら振舞ってみたい……ということで、ほとんど自己満足の延長で始めた単なるイベントでした。

しかしながら、結果的には招待した方々が喜んでくれています。

お客さんは熱海という非日常的な場所で、東京とはまったく様相の異なる花火大会を間近に楽しめるし、しかも野性のシカや鴨といった、普段は口にしない珍しい食材を堪能することができるので、かなりの確率で多くの方が「次のパーティも招待してください」ということになります。

親しい人たちを招いて行なうパーティとはいえ、集まる人たちは仕事でおつき合いのある関係、つまり出版社の経営者や編集者だったりします。

「次のパーティも招待してもらいたい」という気持ちは、今後も私と仕事をしたいという気持ちにつながりますから、私には多くの仕事が舞い込んでくるのです。

つまり**長期的な人間関係をつくる上で、このパーティでの「おもてなし」が一役買っているというわけです。**

欧米でパーティ文化が発達したのも、人間関係づくりの効果をにらんでのことと聞きます。

そもそも欧米では〝個人主義〟が主流で、日本の終身雇用・年功序列の、会社に依存したライフスタイルをもってはいません。条件のいい会社があれば、ポンポン移っていくのが一般的です。

そういう場合では「会社の人脈」よりも「個人の人脈」が重要になります。だから彼らは積極的に主《あるじ》になって、人の集まる場をつくろうとします。

「パーティ」なんていうとセレブな人たちの趣味に思われがちですが、欧米では少ない人数であってもホームパーティを開いたり、自宅にご招待したりということを日本と比べ物にならないくらい行なっています。

会社を離れて**「定年」ということになれば、肩書きや組織の力を借りない自らの力で、あなたは人間関係をつくっていかなければなりません。**

もし「ムリだ」と考えてしまったら、そこから事実上の定年とは別に「定年する脳」が始まってしまいます。

現代はもはや「定年を迎える」ということだけが問題ではない時代です。世の中をちょっと見渡せば、一人の会社員が会社にまかせて安心した人生が送れるといった図式が、幻想に過ぎなくなっていることは、誰の目にも明らかな時代だからです。

リストラや倒産の危機などは、何歳でどんな地位に就いていようが、いくらでも有りうるご時勢でしょう。

こういったことからも「個人の人脈づくり」を私たちは頭に入れておかなくてはならないのです。


ここで「家に招待する」ということを、あなたが考えてみたとします。問題になるのは、招待して喜んでもらえる環境が、用意されているかどうかです。

別に豪華な屋敷に住んでいる必要はありません。ただ人が集まるのに、キレイな部屋であるか、食器類は出して恥ずかしくない程度のものであるか、お酒は十分に準備されているかなどに気を使うだけで、ゲストの印象はかなり違ってきます。

料理もお客を喜ばせる家庭料理が好ましいでしょう。できれば奥さんにまかせるのではなく、男性自身も料理ができた方がいいでしょう。

そして、人を招待できる環境を整えようと意識すると、あらゆることが変わっていきます。

まず、**あなたがいままで試みもしなかった料理を始めると、脳はそれだけで刺激されます**。一つできるようになったらより手間のかかる料理を心がけると、それなりに料理の腕も磨かれていくことになります。

住宅に目を向ければ「家をきれいにリニューアルしよう」「上質なインテリアを購入しよう」「別荘でも買うか」と、夢をどんどんふくらませることもできます。

こうした**上昇志向があれば、「定年する脳」には決してなりません**。

そして、思い描いたことを口にしていけば、実現する確率がぐんと上がるのはもう説明した通りです。

第5章

脳が悦《よろこ》ぶ!　新・学問のススメ

⇅ 〝不良《ワル》〟で始める再学習の効果とは？

いま現在、私自身の脳が成長真っ最中であることを確信できるのは、第1章でお話したように五十七歳から再学習を始めたことが大きかったと思います。

結局、私の脳が「定年知らず」なのは**定年などしていられないくらい、いろいろな仕事が頭に思い浮かぶことが大きな原因の一つです。**

これはひとえに私が生命科学や人生哲学の発信者になったからこそできることであり、大学に入り直し、大学院を卒業し、さらに自分のテーマの勉強を続けた、といったことなしには達成できませんでした。

しかし、大学に再入学した当時の私にそういう未来が見えていたわけではありません。最初は大学の授業についていけるのかも疑問だったくらいです。入学してから半年くらいまでは、目がショボショボになりながら勉強をしていました。

しかし、勉強をするうちにすぐに脳は学生のころの柔軟さを取り戻しました。使えば使うほど、脳がどんどん知識を吸収し、新しいことが理解できていく様を実感して、私はまだまだ自分に大きな可能性があることを感じたのです。

そして欲望の大切さに目を向けたとき、現在の黄金期につながる道が一気に開けていったのです。

あなたにもぜひ、脳の定年を止める「再学習」を始めてもらいたいのです。始めは苦痛でも習慣になるまでのわずかな期間の我慢ですから。

この際、一つ注意してもらいたいことがあります。それは、最初から会社は辞めるし新たな収入源が必要、だから新しい仕事のためにとにかく勉強を始めなくては……といった考えをもたないでもらいたいのです。

とにかくこのような、切羽詰まった心理状態で勉強を再開することはやめたほうがいいでしょう。

私たちは中学・高校では受験、大学に入ったら就職、社会人になったら出世やキャリアのためと、目の前の目的のための勉強を散々繰り返してきました。

人生を一〇〇年と考えれば、五十歳や六十歳からの勉強だって、まだまだ年齢的な余裕はかなりあると考えてください。

もちろん、私の場合も五十七歳で始めた経済学やＭＢＡ取得の勉強が、現在の執筆活動や講演に直接関係してはいません。

誰でも、受験勉強が始まる前の小学生くらいまでの勉強を思い起こせば、それこそ好奇心を満たすことが主だったはずです。学校の勉強はわかりませんが、図鑑をめくったり、理科の実験をしたりということは、あなたにとって面白くて仕方のないものだったはずです。再学習では、**まず第一にそういうワクワクする気持ちで、勉強を再開してほしいのです。**

⇅ 写真を勉強したことで私に起きた事実

私は六十代になって法政大学の経営修士の勉強がひと通り終わったあと、まったく別の勉強にチャレンジしています。

それは「写真」でした。ライカのコレクションをしていた関係上、写真集を出版したこともありましたから、まったくの素人ということではありませんでした。けれどもプロのカメラマンが習得する技術をしっかりと学んでみたい、という夢は昔からもっていたので、ＭＢＡの学習が一段落したころ、東京工芸大の写真別科に入学したのです。

入学後の勉強は、こちらの方がよっぽど経済学より大変でした。学んでいるのは本当にプロのカメラマンを目指している若い学生ばかりですし、写真技術は机に座ったままでは学べませんから体力も使います。

さらに当時は、まだとある企業に役員として身を置いている身でした。工芸大の授業は午前中が多かったので、会社に了解を取りつけてから授業を受けに行ったのでしんどい思いもしました。

みなさんには、私が〝カメラの技術〟について勉強したことの効能やメリットをお話しします。

たとえば「写真を撮る」という行為を考えてみましょう。カメラ技術の修得では、被写体を見つけ、頭の中で最終的にでき上がる構図のイメージを描き、それをカメラに収めるまでのすじ道を計画していくということを学びます。

そして富士山の美しい写真を撮ろう、と芦ノ湖の湖畔を歩き回り、ファインダーをのぞきつつ絶好のスポットを探す状況は、人類の活動の核であった「狩猟・採集」に通ずるものがあります。

現に私は野性の丹頂鶴や大ワシの写真も撮っています。じっとターゲットを観察しながらシャッターチャンスを狙う様というのは、ほとんどハンティングと変わりません。

そもそも**人は狩猟・採集活動を通して思考回路を発展させてきた歴史があります。**

そう考えると**写真を勉強し、撮る機会が増えたということはすなわち、大いに脳が刺激されたことにつながっていると言えます。**

また丹頂鶴や大ワシの撮影にも関連しているのですが、最近私がひらめきを多く得ている理由に、北海道の別海という土地に、ログハウスをつくったことが挙げられます。

詳しくは『あなたをお金持ちにする魔法の場所』（幻冬舎）という本で述べていますが、この地での〝非日常空間〟を過ごすことが、私の活動にかなり大きな影響をもたらしています。

このログハウスはもともと写真を撮るために建造したわけではありませんが、

完成したときには室内から望遠レンズで野鳥を捉えられるようなサンルームを取りつけていたのです。

この結果を考えてみても、写真を学び、その技術をもっと進化させたい、という深層心理がログハウス建築の決断時には働いていたのでしょう。

こういう影響は写真を学び始めたときに予期していたものではまったくありません。

しかし、この結果はこれまでの人生で自分なりの思考回路を独自につくってきた私が「写真を学ぶ」という経験をしたことによって起きた、ある種の化学変化でした。

ある目的があって何かを学ぶ、というのはいいことです。けれども、**私がみなさんに推奨するのは、このような目的を重視しない勉強、すなわち〝予期しない化学変化〟を余裕をもちながら楽しむ佐藤流〝不良〟の勉強法なのです。**

⇅ワクワクできる勉強を始めてみる

勉強には二つの考え方があると私は思っています。

一つは目標をしっかり定めて、それに向かってコツコツとやっていく類の勉強です。たとえば、私は八十歳になったら留学をしようと考えています。テーマはまだしっかり定まっていませんが、それなりに専門的な分野だろうと考えています。目下の課題は英語力のアップで、これにはある一定の語学レベルに達しなければ合格できない、という最低ラインがありますから、計画的に勉強をして、自分のレベルを高めていく必要があります。現在は目標をもちつつ、実践的な勉強を毎晩続けています。

そして何歳であろうが、こういった勉強をすることは可能ですし、自分の目標をこのようにしっかりもち、その目標に沿って勉強するということは、何も悪いことではありません。

けれども**大多数の人は、**いまの仕事とまったく違った分野で**「何になりたい」という夢をなかなか描けないというのが現実ではないでしょうか。**

それならば改めて目標を決め、達成するための勉強を始める必要はありません。

そういう方には**もう一つの勉強の種類である「ワクワクする勉強」**をお勧めします。

国語、算数、理科、社会……と、私たちは小学校の授業で学問の基礎を学びました。足し算や引き算、文字の書き方や読み方など、知らなかったら日常生活に不便だろうということもあります。

けれども理科の知識とか、社会で学んだ歴史とか、いまの生活にまったく関与していない知識が大半のはずです。だから「学校の勉強なんて必要ないのではないか」と思う人はいるでしょう。

けれど、それは間違いなのです。

例えばあなたが大昔に理科を学んだとして、その知識は現在忘れ去られていることでしょう。

しかし、**あなたの脳の中には、この理科の勉強で培った思考パターンが、シナップスの形成したネットワークとして残っていて、役に立たないどころが、その後の人生において、さまざまな形で使われてきているのです。**同じことは歴史の勉強の思考パターンや、他のどんな勉強のパターンにも言えます。それどころか、遊びで、仕事で、恋愛で学んだ**様々なパターンと、じつに多様な〝勉強の成果〟が結びつき、現在のあなたの思考をつくり上げているのです。**

極論してしまうと**「ムダな勉強」というものはこの世に存在しません。**何かを学べば必ず脳は新しいパターンを吸収し、それをあなたの人生に役立ててくれます。

それなら、何でもいいので、とにかく勉強してみればいいと思いませんか。

これが目標に向かってする勉強と違う、**結果はわからないけれど、ワクワクできる勉強というわけです。**

⇅「いま」と「一年後」の思考レベルにはすごい差がある

いままで私は、なりたい自分のイメージを描き、それを「口ぐせ」として唱えていれば、必ずその通りになるという、目的ありきの話を様々な本やセミナーでお話してきました。

しかし北海道の別荘や銀座のマンションを購入し、それらの部屋から景色を見ていて気づいたのは、思いもよらないアイデアがどんどん頭に浮かぶということと、気がつけばそれらが実現されているということでした。

これは、**より快適でワクワクできる夢に向かっている自己像をしっかりつかんでいれば、脳はそれら夢の実現に向けて、きちんとあなたを導いてくれるということを物語っています。**

勉強も同じで、**その内容は何であろうとも学んでさえいれば、あなたの脳は確**

実に進化していく、ということを忘れないでください。

例えば、再学習を始めて一年経ったころには、あなたの脳はまったく別の脳に生まれ変わっていきます。二年後には、さらに違うものになっていく。まさに命が燃えつきるときまで、延々と脳は更新し続けるシステムであり続けるのです。

これは例えいま現在、未来の自己像がイメージできなかったとしても、一年後には何か素晴らしいアイデアが浮かぶであろうということです。

人間の意識は、実現できないことを考えるのがなかなかできないものですが、**勉強することにより、意識できることや考えられることのレベルが確実に上がります。**要するに**実現できることのレベルというものは、脳の発達によって上げていくことができるということでもあるのです。**

それならば、まずは何でも構いません。とにかく勉強を始め、自分と脳を上の段階に進めていくことが大事です。何度も言うように、**脳の発達を考えた場合、特に目的に即した勉強でなくとも構わないのですから。**

こんな話をするのも「再学習が大切」と言っても、どうしても勉強を始められない、さらに始めてもすぐに立ち止まってしまう人が多いからです。

例えば世の中には、五十歳から「医者になろう」と決意してその夢を実現させたとか、引退してから「シェフになろう」として夢を実現した人がいます。私の知人にもそういう人は大勢いますし、それはとても素晴らしいことです。

多くの人にとって、いまの仕事こそが大事と思っている人は多いでしょうし、その仕事を退いて次の夢に向かって勉強と言われても、簡単に想像などできないことだと思います。

しかし、それならば、とにかく**何でもいいから興味をもったことを始め、それが「いままで培って学んできたこと」と組み合わされてつくられる脳の活動に期待してみればいいのです。**

あなたが考える以上に、**自分でも思いつかなかった夢が生まれる可能性はとても高いのですから。**

私自身がそれを証明しています。ＭＢＡを取得した後、それまでにいくつもの会社を勤務した経験を踏まえれば、たとえばコンサルタントのような仕事をすることはたやすかったかもしれません。けれども再学習によって成長を遂げた私の脳は、学生のころに学んだ生理学や健康学を再び追求することに私自身を向かわせたました。

結局それは三つ目の博士号取得につながりましたが、そのまま大学教授の道を選ばず、本を書き、講演を行ない、生き方や成功の法則を説いていくという、思いもしなかった人生に私を導いてくれました。

それは勉強して自分のステージを上げてようやくイメージできた未来であり、過去の私からは想像もできなかったことなのです。

そういった素晴らしい未来図が誕生したのは、もともと私が**人生は豊かで、生涯現役で、楽しみながら上昇するものであるという目的を思い描いていたからです。**

もちろん「あれが欲しい」「これが欲しい」と欲望をもち続けたことも、大きかったに違いありません。

そしてこういったことをしっかり意識さえしていれば、後はあなた自身の脳にまかせ、その成長に期待して勉強を続けていればいいのです。

どんな勉強をしようが、最高の結論を脳は勝手に導き出してくれるはずですから。

⇅とにかく興味のタネを探す

それでもいまひとつ勉強の対象が見つからないとしたら、こんな場合はあまり難しく考える必要はありません。

私がお勧めするのは、過去において「自分が撒《ま》いたタネ」を探しに行ってみることです。

たとえば、子どものころです。自分は何に興味をもっていたかを探してみましょう。

天体観測がしたかった、宇宙飛行士になりたかった、という夢があったかもしれません。

それで結構なので、子どものころの夢を追ってみてください。いまであれば天体望遠鏡など少し投資すれば手に入るはずでしょう。庭先で覗いて星を眺めたり、郊外に出かけて美しい星空を観察することから始めればいいのです。

「これは本格的に学んでみたいな」と思ったら、しめたものです。大学の天文学などは先の話でいいのですから、まず専門書を読む、社会人大学に通ってみるなどから始めていきましょう。

そうやって勉強をしていけば、脳が先の未来をつくり出してくれるのです。

天文学はわかったけど、むしろ星座にまつわる神話とか、古代の星との関わりに興味が広がったとします。そこで次は歴史を学んでみようという選択肢も出てくるかもしれません。

あるいは星空のようなものを、自分の手でつくりたいと考えるようになったとすれば、そこからグラフィックデザインを学ぶといったように勉強のテーマが進んでいくかもしれないのですから。

過去に学びたかった勉強テーマが、どうも浮かばないならば、いまの仕事で興味をもっていることを学問として学んでみることもいいでしょう。

私も、ビジネスでの取り組みを学問レベルで追求しようと、最初に学習し始めたのは経済学だったわけです。営業の仕事ならば、マーケティングを勉強し直す、出版社に勤めていた人なら、文章を学んでみる、といったことでいいのです。経営学や心理学、哲学だとしても関連する学問は実際いくらでもあると思います。

それらは自分が経験してきた仕事とつながっているのですから、学んだ後はどうしようというアイデアも、比較的浮かびやすいかもしれません。

例えば営業をやってきた、興味から心理学を学んだ、そして「モノを売るための心理学」というビジネス書なら書けるかもと、この要領なら簡単に思い浮かぶことでしょう。

もちろん、やってみたら別のことに興味をもつにいたったとか、勉強のおかげでできた人間関係が別の興味を生んだとか、いくらでも「面白い展開」はあり得ます。私だって勉強を始めたことがきっかけとなって、新しいことを考え出すようになったのですから。

何度もお話していますが、**脳の成長にともなって、あなたは新しい未来が描けるようになっていきます**。

それゆえ、勉強の結果はこうなるんだという意識に縛られるのは、少しもったいないことだと思います。

資格取得のような目的がハッキリしている人にとっては、そういう勉強をするのもいいのですが、何を学ぶのかどうしても迷っているのならば、もっと逸脱と方向転換が可能で柔軟な〝不良〟のモードで勉強を楽しむことでいいのです。

⇅「子どもの好奇心」を取り戻すために

子どものころの私たちは、日常生活の中で見つけた新しい体験が、自分をワクワクさせて仕方がなかったはずです。いまでもたまに電車に乗っていると、小さな子どもから座席に乗っかり、車窓に映る風景を見て「あれは？　あれは？」と親御さんを困らしている光景を見ることがあります。

このような子どもの**好奇心に基づく行動を心理学では「ネオテニー」と呼びます。**「ネオテニー」は、子どもが大人になるためにもちろん欠かせないものです。なぜなら「未知の世界」を知ることによって、子どもは大人になっていくからです。一人で生きていくために、必要な知識を脳に吸収していかなければならないのが子どもということです。

だから**子どもには「知らないことを知りたがる」というプログラムが先天的に**

組み込まれているのです。

しかし、この「ネオテニー」というものは、大人になっても消えず、しっかりと私たちの脳の中に根づいているのです。

大人になったからといって脳は成長を止めるものではない、それはもう説明した通りです。限界がないのは、いつまでも成長したいと大脳辺縁系すなわち〝古い脳〟が望むためです。

しかし大人になり、社会生活を営むようになると、次第に私たちは〝古い脳〟が欲する**成長に必要な「ネオテニー」を、今度は大脳で行っている合理的思考で打ち消すようになるのです。**

例えば仕事中に、取引先の株価が下がり「あそこの会社との契約は打ち切ることになりそうだ」という話を聞いたとします。理由は世界的な経済危機の影響だったとしましょう。

あなたは「取引先は日本国内の企業だし、どうして世界的な経済危機が関係するのか？」とちょっと気になります。株価と経済の動きって、実際はどういうふうに関わっているのだろう？　というようにです。

こういう思考は「ネオテニー」が発する好奇心の表れなのです。これを満たすにはそれこそ経済学の本などを読んでみるのが一番です。そうすればあなたは新しい知識を一つ知ることができ、脳の成長を一段階促進させることができます。

ところがここであなたには現実的な問題がふりかかってしまいます。「取引が打ち切りだったら売上に響く、早いうちに新規顧客を開拓しなくては」という現実問題に直面するのです。

そして、所詮《しょせん》世界経済の動きを知ったところで仕事には関係ないと、目の前の仕事のことばかり考えるようになるのです。

もちろん火がついた好奇心は、この時点ですぐに打ち消されてしまいます。

こんな例ではありませんが、私たちは日常の中でたくさん「何だろう？」「どうしてだろう？」という疑問をしょっちゅう抱いているものです。

・スイカ（Ｓｕｉｃａ）で改札を通るけど、この仕組みってどうなんだろう？
・今日は天気がよくて空がキレイだ。でも、どうして空って青いのだろう？

こういった感じですが、おそらくほとんどの場合「自分には関係ない」と好奇心にフタをしてしまうことでしょう。

しかしそれは、**脳の「成長したい」という気持ちを次々と打ち消していく行為に等しいのです**。

そして脳が「成長したい」と訴え続けているのに、「そんなのどうでもいい」とずっと抑制されてきた脳は次第にどうなるのでしょうか？

ああ、**もう成長する必要なんてないんだな――となっていくのです**。

こうなったらとても残念なことなのです。あなたの脳は好奇心に駆り立てられることを止め「定年する脳」へとまっしぐらに向かっていくことになります。

それだからこそ、**日々の疑問や好奇心にフタをしないで、それを再学習をすることに結びつけていくことを少しでも意識して欲しいのです。**

中にはもちろん簡単に解決できることもある。けれども、「もっとより深く知りたい」という意欲が出て、それがさらに幅広い学習につながってくることさえあるのですから。

先ほどのスイカと空の質問例で言うならば、これらの疑問が、化学や物理学の勉強につながったりすることは皆無ではありません。そしてそれらがきっかけで、新しい何かが始まることだって十分にあり得るのですから。

⇅「勉強」と「遊び」は同じもの⁉

再学習の勉強というと、私たちは経済学とか、社会学とか、生物学のような既成の「学問」をついつい考えがちです。

けれども「脳を成長させる」という意味からすれば、あらゆる「新しい知識を得ること」と「新しい体験をすること」は、すべて勉強なのです。

それならば「これを勉強する」と道を一つに限定せず、あらゆる方面に勉強の手を広げ、「教養豊かで格好いい、センスのいい中年」を目指してみてはいかがかと思います。

例えば「食」に関してです。あなたが五十歳くらいだとして、たとえば二十代の女性を連れてイタリアンレストランに入ったとします。メニューを見て、「これってどういう料理ですか？」と女性が疑問に思う。

そこで「これはイタリア南部の家庭料理で、食材はこういうものだよ」と、説明できなければ、格好いい中年にはならないと思いませんか。

各国の料理というのを考えてみても、そこにはそれぞれ歴史があります。

たとえば現在のイタリア料理は、かのルネッサンス時代にメディチ家支配のもとで原型が生まれたのが始まりです。これを真似てフランス料理がつくられてきました。

食材のトマトは伝統食材に見えますが、原産地は南米で、コロンブス以後の大航海時代がヨーロッパにもたらしたものなのです。

他に、ワインや日本酒など、お酒にだって種類の違いだけでなく、複雑な歴史があるものです。格好いい中年を目指すのであれば、やっぱりそういう知識も披露できるネタとして、きちんと頭に入れておいたほうがいいでしょう。

また、世界中の面白いスッポットをどれだけ知っているか？　日本国内の温泉地についてはどうか？　遊びはどの程度嗜《たしな》んでいるか？　アウトドア、もしくはインドアならどんな遊びを知っているか？　もしくは映画は？　古い映画ばかりでなく最近の映画監督や俳優の話についていけるか？　邦画やハリウッド作品だけでなく、フランス映画やスペイン映画などはどうか？

こういうことの一つひとつが「脳の肥やし」になるだけでなく、あなたを輝かせる魅力にもつながるのです。だとしたら**「知りたい」ことを素直に学ぶ、「やりたい」ことを素直にやることが、脳を定年させない一番の勉強となるのです。**

私自身だって、ありとあらゆる知識を網羅しているわけではありません。しかし、とにかくやりたいことに何でも果敢に挑戦してきたので、人生の楽しみ方や魅力ある話の一つや二つはすぐに話せます。

大事なことはとにかく、自分自身が「楽しもう」とすることです。それだけであなたの脳はどんどん成長し、自分でも思いもしないくらい味のある人間になっていくのです。

⇅ 学習の成果を仕事へ確実につなぐ方法

さて、「再学習を始める」ということに関して、私は「楽しみながらやることが大切だ」とお話しました。

しかし、ただひたすら自分の楽しみだけを追求するのであれば、勉強が自己満足のもので終わってしまう可能性はどうしてもあります。それでももちろん問題はありません。

しかし、本書で一貫して述べているように「定年しない脳」を維持するためには、生涯にわたって何らかの仕事を続け、社会的な役割を果たすことを目指してみたいものです。

そのためには「勉強したこと」が、やはり自分の仕事に還元されていかなければなりません。資格の取得や、あるいは語学やマーケティングなどの勉強をするのなら、それが仕事につながるのはイメージしやすいことでしょう。

でも、例えば天文学を学ぶような趣味優先の学問で、果たして仕事につながるものなのでしょうか？　実際これはわかりません。

大学教授とまでいかなくとも、地元の市民会館で先生としてささやかな知識を披露することなら、あり得ることでしょう。

こんな場合は「天文学で学んだこと」がそのままビジネスモデルにならなくてもいいのです。

例えば、別の興味から「喫茶店をやろう」と考えたならば、内装を星空の風景のようにして、マスターをやりながら天文の知識を披露しようということに派生すればいいのです。このように**「勉強したこと」がきっかけで、何か別のひらめきを得たとか、知り合った仲間が増えたということは、いくらでもあることで、それはとても大事なことです。**

しかし、ここで敢えて提案するのは**「勉強したこと」を何らかの形で発信する**

ということです。

たとえば私が学んだ生命科学だって、そのままビジネスの手段となるかと考えれば、大学で教えることぐらいしか選択肢がありませんでした。ところが私は、それを自己啓発のテーマとして本にすることで、作家となるという新たなビジネスへの扉を開きました。

もちろん本が売れたから、これが続けられているには違いないのですが、実際は本が売れないころから、勉強の下地を活かして、セミナーなどを引き受けていました。

これはいまのようにインターネットもなかった時代の話ですから、現代のような環境で、自分の意見を世に発信していけば、そこから何かが始まることはまるで不可能な話ではないと私は体験から強く感じています。

例えば「本を書く」としたら、そこまでには越えなければならないハードルはいつくもあります。何より出版社に企画を認めさせて、出版してもらわなければならないわけですから。

しかしお金をかけなくとも自分の意見を発信するだけなら、それこそブログなりメルマガなりホームページなりと、いまは手段ならいくらでもあるわけです。自分の意見を発信し、固定ファンをつくっていくことで、そこからビジネスが生まれることはいくらでもあり得るのですから。

ここで大事なことは、こうして**「発信する」ということを目指した場合、勉強が自己満足のものだけでなく、自分を売るためのものになっていく**ということなのです。

たとえば天文学の場合で考えてみましょう。勉強して知識を披露しようと思っても、世にはいくらでも、それを教えている人がいます。その中で自分だけのファンをつくるには、いったい他人との差別化をどうしたらいいでしょうか？

・まったく知識のない人でもわかるような平易な教え方をする
・星座にまつわる不思議な話題だけに絞って教えてみる

・宇宙人がいる可能性についてあらゆる側面から検証してみる

じつは**勉強した内容を発信して仕事にするという行為は、このように「自分をプロデュースする」ということにつながっていきます。**

私の場合は、勉強が作家になり本を出すということにつながりましたが、本を書くにつれ「口ぐせ」「ウォーキング」「アンチエイジング」と自分のブランド、すなわち「強み」がどんどん出てきたのも一つの特徴でした。

そして自分の強みができてひとたび仕事になってしまえば、そこから後はどんな形のビジネスだって派生していくものなのです。

第6章

一番大切なもの、それは健康体

⇅ 科学的なウォーキング効果について

最終章でお話するのは「脳の定年」を防ぐために基本的かつ、大事なこととしてあなたに習慣づけてもらいたいことです。

まずはウォーキングをするということですが、すでに私の本を読んでくださった方ならば、ウォーキングの効能については、よくご存知かと思います。

しかし、本書のテーマを考えたら絶対に欠かせないことですから、ここで再びきちんとまとめておきましょう。

ウォーキングによって成し遂げられる科学的な効果は、次の三つに集約できます。

1　老化を食いとめ「若い」という自己像を維持することができる

2　脳を「快」の状態にし、ポジティブなアイデアが次々に生まれる
3　海馬を活性化させる

ただ「歩く」だけで、この三つのことが確実に身体や脳に起こります。いいことずくめなので、これまで私がひたすら推奨してきた理由もおわかりいただけると思います。

⇅ウォーキングで老化が止まる理由

まず効果の1についてお話しますが、これは「老化」がどういうメカニズムで起こるかに起因しています。

第1章で述べた通り、「老化」というのまずは心理的な現象として始まります。

「加齢」とは身体的に避けられずに起こる現象ですが、「老化」は歳をとった自分の肉体を実感したときに「歳をとった」と脳が身体にサインを出してしまうことによって起こるのです。

それなら加齢をできるだけ食い止める、もしくは、歳をとったとしても「歳とったな」と感じないような肉体の強さを保っていけばいいのです。

ここで、加齢についても少し考えてみましょう。加齢は主に次の二つが起こすものです。

A　骨や筋肉組織が衰え、若いころのような体力が発揮できなくなる

B　活性酸素の影響で、さまざまな障害が体内に現れる

このうちBの方は、ビタミンやミネラルのような「抗酸化物質」を摂取することでしか食い止めることはできません。そのことは後で詳しくお話しましょう。

また、Aの肉体の衰えに関しては、これまで絶対に止めることができないと、ずっ

と思われてきましたが、**近年、ウォーキングなどの運動で防止可能であることがわかってきたのです。**

そもそも、歳をとるとどうして肉体が衰えるかというと、それは「サイントカイン6」というホルモンの影響が関与しているからです。

じつはこのホルモン、健康を保つために欠かせないものです。

私たちの体にある筋肉や骨には、日々運動するたびに「クラッキング」と呼ばれる傷や炎症がたえず生じることは第1章で説明した通りです。クラッキングも傷ですから、放っておけばひどくなり、より大きな傷の原因になります。そうならないように痛んだ箇所を根こそぎホルモンが削っていくのですが、このホルモンこそサイントカイン6なのです。

しかしサイントカイン6だけでは、私たちの体は動くたびに削り取られ、だんだんとやせ細っていくことになります。そこで今度は「サイントカイン10」というホルモンの出番になります。このホルモンこそが筋肉を増強したり、傷ついた骨にカルシウムを付着するのを助けているのです。

ところが、サイントカイン6が自然に分泌されるのに対して、**サイントカイン10はある程度の運動をしないと分泌されないという特徴をもっています。**ボディビルのような運動で筋肉ムキムキになるのは、肉体を鍛えることによりサイントカイン10がドッと分泌されるからです。

歳をとればとるほど、私たちは運動をしなくなりサイントカイン10の出番は少なくなっていきます。その一方で疲弊した体内には、細かなクラッキングが蓄積されていきますからサイントカイン6は分泌される一方になるのです。

やがて骨が細く、筋肉は落ち……と、身体はみすぼらしくなっていきます。身体が弱くなれば、体力も落ち「歳だな」とすぐに感じるようになります。外見も見るからにやつれますから「若い」という自己像も保ちにくくなる。

これが「老化」にスイッチを入れてしまうメカニズムなのです。

むろん、それを止めるのは簡単なことです。運動をしてサイトカイン10を分泌させればいいのですから。**ウォーキングはあまりのんびりやってはダメですが、**

少し疲れるくらいにしっかり歩けば、このホルモンは簡単に分泌されます。

前に「私の身体は五十歳レベルだ」という話をしましたが、それはウォーキングによってサイトカイン10を出すようにし、それなりの筋肉をつけているからなのです。

世の中には俳優のショーン・コネリーのように七十代でも筋骨隆々で信じられないような肉体をもっている人がいます。これもやはり運動によってサイトカイン10を身体にみなぎらせているからでしょう。

⇅祖先は歩いて気持ちがよくなり、そして生き延びた!?

次にウォーキングの効果の2についてですが、これは歩くことによって脳内に分泌されるオピオイド系のホルモンが関係しています。俗に「快楽ホルモン」と呼ばれるものですが、これが脳に分泌されると気持ちがよくなり、ポジティブな心理状態が自動的につくられていくのです。

一般に「ランナーズ・ハイ」と呼ばれる現象と同じ状態を指します。マラソン選手が走っていると、次第に走ること自体が快感に変わり、いつまでも走り続けたくなってしまう、という状態ですが、これはじつはウォーキングでも体験できるのです。

歩くことで脳が快楽ホルモンに満たされれば「あれをやりたい」「これをやりたい」という意欲が次々に湧きます。前章で説明した再学習の成果を仕事のアイデアに結びつけたり、未来への夢につなげたりということもとても容易になり、同時に「脳の定年」も止まる、という仕組みです。

ウォーキング中に体内に起きていることの流れをここで説明すると、歩き始めて十五分も経過すれば、まず「βエンドルフィン」が分泌されます。気持ちが高揚し、何事もポジティブに考えられるようになります。

開始から二十分が経過するころになると、今度は「ドーパミン」が分泌され、ますます気持ちは高揚し、夢やアイデアをひらめくようになります。

そしてスタートから三十五分が過ぎたころ「セロトニン」というホルモンが分泌されます。これは興奮を抑制するリラックス効果のあるホルモンなのですが、浮かんだアイデアが集約され、より現実性を帯びた計画へとアイデア自体をまとめられるようになるのです。

みなさんが疑問に思うのは、どうして歩くだけで、ここまで都合のいい効果が生まれるのかということでしょう。

しかし、これには何ら不思議はありません。歩いてそういう現象が起こるのは、人類が生き残るために不可欠な要素だったからです。

そもそも「歩く」というのは、狩猟・採集を生業《なりわい》としていた原始人類にとって、最も重要な生産活動の基本です。私たちの祖先は歩きながら獲物や食物を探し続けていたのです。

ハンティングや野草摘みなどをやってみて、わかることですが、一生懸命歩いても満足いくだけの分量の食物はそう簡単に見つかるものではありません。

狩りであれば、それこそ一日中歩き回って獲物を追いかけても収穫ゼロだった日もあったことでしょう。季節によっては、採集だって思うようにいかないことが度々だったと想像できます。

そんな状況の下で、歩くことが苦痛以外の何ものでもなかったら、一体どんなことになっていたのでしょうか？　疲れてヘトヘトになり音を上げることの連続だとしたら、人類はとても生き残れたとは思えません。

歩くたびに快楽ホルモンが脳内に満ち、「あそこの山まで行けば、必ず獲物がいるはず」「今回は失敗したけど、次はうまく捕らえてやる」と、つねにポジティブに考えられたからこそ、私たちの祖先は歩き続け、生きながらえることができたのだと思います。

つまり「歩けば脳内が快楽に満たされる」というのは、生命を支えるための根

源的なメカニズムだったのです。

この脳内の働きは、私たちの祖先が厳しい環境変下にも耐えうるための働きでもありました。**それは広範囲における移住を可能にしたという働きです。**

太古の時代、私たちの祖先にはライバルがいました。ヨーロッパには私たちの直の祖先にあたる「クロマニヨン人」というホモ・サピエンスがいたのですが、ちょうどときを同じくして、「ネアンデルタール人」という〝人類亜種〟も現れたのです。

一説によると、こちらの方がクロマニヨン人より脳が大きかったとも言われています。

結果として、氷河期を迎え、食料が乏しくなるころ、クロマニヨン人が生き延び、ネアンデルタール人は死滅しました。なぜかといえば、**ネアンデルタール人が一地域にとどまって全滅を迎えたのに対し、クロマニヨン人はアフリカからヨーロッパへ、それからアジア、南北アメリカ、オセアニアといった辺境へと、生息範囲を大幅に広げていったからです。**

どうしてそれが可能だったのかといえば、ここに〝歩き続けること〟のヒントがあります。

「歩き続ける」なんて簡単だろうと現代人の感覚なら思うかもしれませんが、実際はそう簡単ではありません。原始時代は、歩いた先に何が待っているかなど誰にもわからないのです。ですからネアンデルタール人がとった環境が変わるまでじっと待つという選択もうなずけます。

しかし我々の祖先は「あと何キロ歩けば、オアシスにたどりつくだろう」「あの山を越えれば、パラダイスがあるかもしれない」ということに期待しながら歩いたと考えられます。これこそまさしく「快楽ホルモン」の影響だったのですが、これによりホモ・サピエンスは地球の裏側まで分布したのです。ここまでテリトリーを広げた動物は他にはありません。

歩くことによる脳への影響は、これほど人類にとって重要なことだったのです。

⇅ 歩くことによって、脳は「ひらめき」やすくなる

最後にウォーキング効果の3についてお話します。

歩くことが私たちの祖先の生産活動だったとすれば、「考えること」は、すなわち「歩くこと」と連動していたと考えられます。

なぜならば理由は単純で、頭を使わなければ狩りなどとてもできないからです。獲物の行動を読み、捕獲するためのプランを練るためには、情報収集もたえず行なっていかなければなりません。過去の成功体験を思い起こし、計画を練り直すことだって、当然必要だったでしょう。もちろん採集活動にしても、これは同じことだったはずです。

だから私たちは、歩くことによって脳が活性化していくシステムを体内に組み込んでいく必要があった。これが3の、運動によって海馬を活性化していく仕組

ウォーキングによって分泌される脳内ホルモン

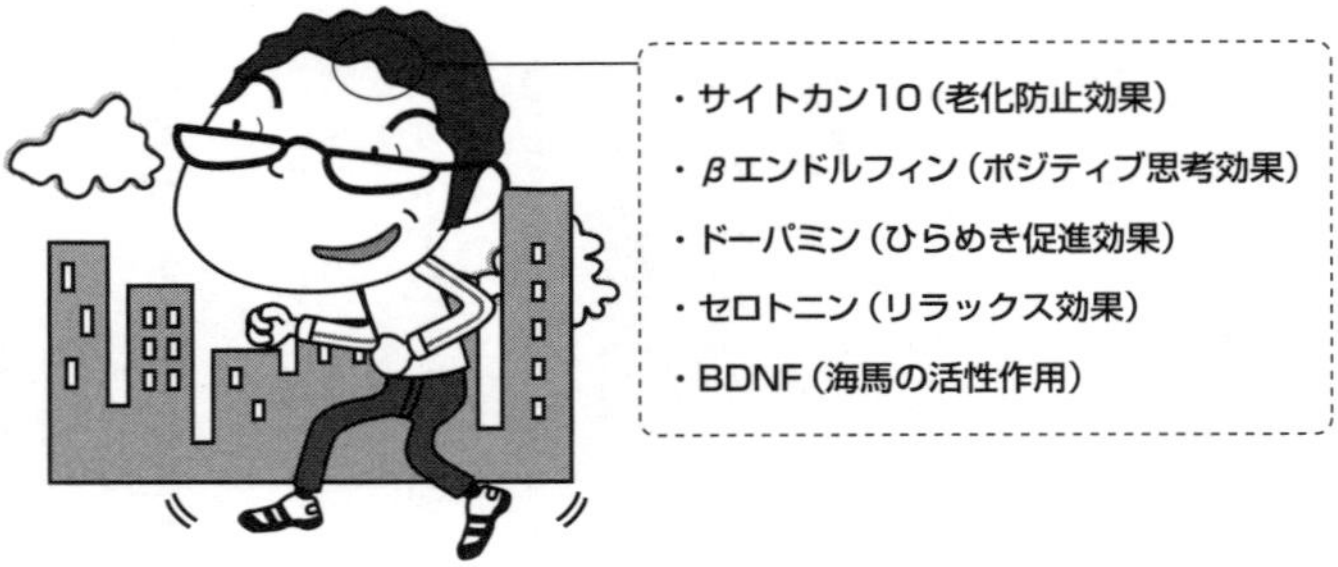
・サイトカン10（老化防止効果）
・βエンドルフィン（ポジティブ思考効果）
・ドーパミン（ひらめき促進効果）
・セロトニン（リラックス効果）
・BDNF（海馬の活性作用）

みだったのです。

具体的に、歩くことによって私たちの脳内では「ＢＤＮＦ」というホルモンが大量に分泌されることがわかっています。このＢＤＮＦとは「brain-derived neurotrophic factor」の略で、neurotrophic factor とは「神経の栄養分」という意味です。

その効果は海馬の活性化にあります。海馬は前に説明した通り、脳内の記憶情報をやり取りして思考するときのコントロールセンターの役割をします。海馬が活性化するということは、頭の回転が速くなることを意味します。

私はこの効果が、じつははるか昔からよく知られたことだったのでは、と考えています。それは古代ギリシャの哲学者たちなどは歩きながら考えることが習慣だったからです。

ニュートンやカントなど、歴史的に見ても歩くことを日課としていた賢人はたくさんいます。ドイツや日本に「哲学の道」と呼ばれる、思案のために歩く道があるのも有名です。

私自身も、いいアイデアを「ひらめく」のはたいていウォーキング中か、もしくは終えた後です。このときは、快楽ホルモンの影響で、気分もよく、未来に起こることを次々と想像できる状態になっています。そこに海馬が一番活性化される状態が加わり、思考も鋭くなっていくために、ひらめきがどんどん生まれるのです。

これこそ「脳の定年」を止め、何歳になっても未来を素晴らしいものにするアイデアが生まれる習慣です。

たまに、ウォーキング中に英語のCDを聞いている人も見かけます。けれども私に言わせれば、これはもったいないこと。なぜならば、ウォーキング中は思考力が抜群に高まるのです。

せっかく脳が勝手にいい働きをしてくれるのですから、その働きに身をまかせないのは、非常にもったいないことです。

ウォーキングを通して、夢やワクワクすることを想像し、具体的な計画を立てていく、これが最も賢い脳の使い方なのです。

⇅佐藤流　最も効果が高いウォーキング法

ウォーキングは有酸素運動の一つなので、体内に蓄積した脂肪を燃焼させる効果もあります。

脂肪が燃えて身体がスリムになるのであれば、当然「まだまだ格好いいぞ」「まだ十分キレイじゃない」と自己像を衰えさせない効果につながります。もちろん、糖尿病、動脈硬化、高脂血症、高血圧、心筋梗塞などの生活習慣病の予防にも効果は抜群です。

さらにウォーキングには次の効果もあります。

・姿勢をよくし、身体の歪みを直す
・疲れにくい体質をつくる
・ストレスを抑制し、うつな気分を一掃する
・免疫力を高め、病気を予防する
・よく眠れるようになる

これらの効果をすべて引き出すには最も理想的な状態でウォーキングをすることが大切です。

そのための条件は次の通りです。

・一秒間に二歩くらいのスピードで歩く
・少なくとも一日、四十五分くらい歩く
・正しい姿勢で歩く

この正しい姿勢のためには、次のようなことを意識するといいでしょう。

・腰を正面に向け、頭はきちんと体の上にのっているようにする
・肩の力は抜き、ストンと下に落とす
・キュッとお尻をひきしめ、下腹部に少し力を入れる

もちろん歩いている間中意識するのは大変かもしれませんが、慣れれば意識しなくても、自然と姿勢は維持されるようになります。これによりムダな脂肪がとれ、普段の姿勢も非常に美しいものになりますから、ウォーキング効果は最大限に発揮されます。

その他、いいウォーキングをするために習慣づけてほしいのは、次のようなことです。

・必ず野外、それもできるだけ景色のいい場所を歩く
・できるだけ、早朝に行なう
・出張や旅行であっても、欠かすことなく行う

これらの理由は、私の場合と照らし合わせながら詳しくお話しましょう。

⇅どうしてウォーキングは「朝」がいいのか？

私がウォーキングを始めるのは、たいてい朝の四時台です。ちょうど日が昇り

始めたと同時に歩き出します。

どうしてかと言えば、何といっても気持ちが一番いいからです。

熱海の家にいるときは、決まって海岸沿いのコースを歩くのですが、海風を浴びながら、美しい夜明けが始まっていくのが楽しめます。空気も済んでいるし、人通りもほとんどない。これほど歩くのに快適なシチュエーションはありません。

もちろん熱海だから朝歩くのがいいというわけではありません。人間の身体は、この時間に活動を始めるのがいいようにできているというのも、その理由の一つです。これは「サーカディアン・リズム」として知られているものです。

「サーカディアン」とはラテン語の〝およそ一日〟という意味で、人間の身体は、朝起きて活動し、夜眠るといった周期で「交感神経」と「副交感神経」が入れ替わるようにプログラムされています。

「交感神経」とは、「ステロイドホルモン」と総称される、身体を臨戦態勢にするためのホルモンが分泌される神経メカニズムのことです。これによって血糖値が上がり、体からは活力が湧いてくる状態がつくられますが、そのピークは朝の七時くらいです。

私たちが会社に行って働いている時間でなく、何と**一般的に起床する七時くらいに最も行動するのにいい時間がやって来ているのです。**

一方で「副交感神経」とは、「メラトニン」というホルモンが分泌され、身体が癒しのモードに入る神経メカニズムのこと。この機能が始まるのは夕方ごろからで、午前二時のいわゆる〝丑三つ時〟くらいにピークを迎えます。だから、徹夜で仕事をしたとしても、**この時間は身体がほとんど〝お休み状態〟なので、労働の生産性は高まりません。**

「なぜ、こんなにズレが?」とみなさんは考えるかもしれませんが、現代人の生活の時間割を当てはめてしまうからそう思うだけです。

人類は六百万年におよぶ長い歴史の間「夜明けとともに起きて活動を始め、暗くなったら休息する」というライフスタイルを続けてきました。人間は昼行動する生き物ですから、太陽も出ていない真っ暗な夜に出歩いても、他の動物のエサになるだけだったのでしょう。

要するに**明るい昼間に狩猟や採集をするのが最も好ましいように、私たちの体はつくられてきたのです**。このなごりは、私たち現代人の遺伝子にしっかりと刻まれています。

しかも交感神経と副交感神経を切り替えさせる役割をもつメラトニンというホルモンは、日光を浴びることにより分泌されるのです。

このため、みなさんには、朝起きたらまずカーテンを開けて外の光を入れることを意識して欲しいのです。〝夜明けとともに外で活動する〟という体本来の時計をうまく活用するのには、このメラトニンホルモンを活性化させるのが一番だからです。

もうおわかりと思いますが、**人間の活動時間のピークが午前七時にあるとすれば、本来なら一番大事な活動をその時間に当てるのが、あなたが何をするにして**

も効果的なことなのです。

私の場合は、ウォーキングを終えて温泉につかり、「ちょっと仕事でもしようか」と執筆に取りかかる実務的な時間がこの時間です。まさに最高の状態で仕事をしているのですから、とにかく仕事がはかどるのもこんな理由からなのです。

多くの方は会社勤めがあるので、私のような活動はそう簡単にできないかもしれません。けれども、**仕事をするのは、体のお休みモードの時間帯より、体の活動モードに合わせたほうが効果的なのは間違いありません。**

こういった理由から、ウォーキングはできるだけ早起きしてを行って欲しいものです。最初は面倒だとしても、習慣として根づけば気持ちよくて仕方なくなりますし、「自分は夜型だ」と思っている人でも、続ければ必ず爽快感を実感できるように生まれ変わります。

⇅ 楽しく歩かなければ、意味がない

「景色のいい場所を歩く」というのは、快楽ホルモンで満たされた脳を、より一層いい状態にするためですが、**「景色を見ながら」と「運動マシンの上」では、運動量は同じでも、脳の活性度合いはかなり異なります。**

たとえ無意識であっても、脳は外の風景を見て活動を続け、その視覚情報を脳内にどんどん落としていきます。せっかくBDNFホルモンの作用で、海馬の働きもよくなっているのですから、その効果を確実に発揮させない手はありません。

また環境を変えることは、脳に別の刺激を伝えることにつながります。

だから地方でも海外でも、私は朝のウォーキングを欠かしません。別荘のある北海道の森の中などでは、あまりにも景色が単調になるので、ローラーブレード

を履いて行動範囲を大きくするなど楽しく工夫しています。

雨の日であってもいつもと違った刺激がありますし、雨にはシャワーと同じマイナスイオン効果があります。こんなときでも私はレインウェアをまとい気持ちよく歩いています。

ウォーキング中、最も重要で忘れてはならないのは「楽しく」「気持ちよく」歩くということです。

たまに私のウォーキングの話を聞くと、つらいのに早起きしてイヤイヤ始める人もいます。しかし、これではネガティブな気持ちを引きずりながら歩くことになるので、まるで意味がありません。

これまで私自身のウォーキング術を紹介してきましたが、これらをきちんと守る必要はまったくありません。**自分が何より一番楽しくできる方法で、負担にならず、脳を活性化させようという気持ちで、とにかく始めてみることが一番大切なのですから。**

たとえば私の友人の出版社社長は、ウォーキングをやりたいと思いつつも、なかなか時間がとれず、実行することができませんでした。そこで「せめて休日に、歩きだめをしよう」と鎌倉や逗子などに赴き、気分転換にもなるだろうと三〜四時間くらいまとめて歩くことを始めたのです。

これは私が勧める原則には反しています。にもかかわらずウォーキング効果は発揮され、彼の経営する出版社にはヒット作が生まれ、減量にも成功するなど、見事に「これでもいいんだ」ということを証明してしまいました。

できれば、四十五分くらいは歩いたほうが理想的と私は思いますが、十五分くらい断続的に歩き、〝脳を活性化させる〟ということに成功している人もいます。

少しずつでもいい、毎日でなくてもいい、まるで歩かないよりは、歩く習慣を育てていったほうがいいと思います。そして楽しくなってきたときに「もっと長く歩こう」「別の場所を歩こう」と長くしていけばいいのですから。

最初から厳しいスケジュールを自分に課しても、脳にとってはいい効果になりません。

運動にしても不良のスタイルでやることが肝心かもしれません。

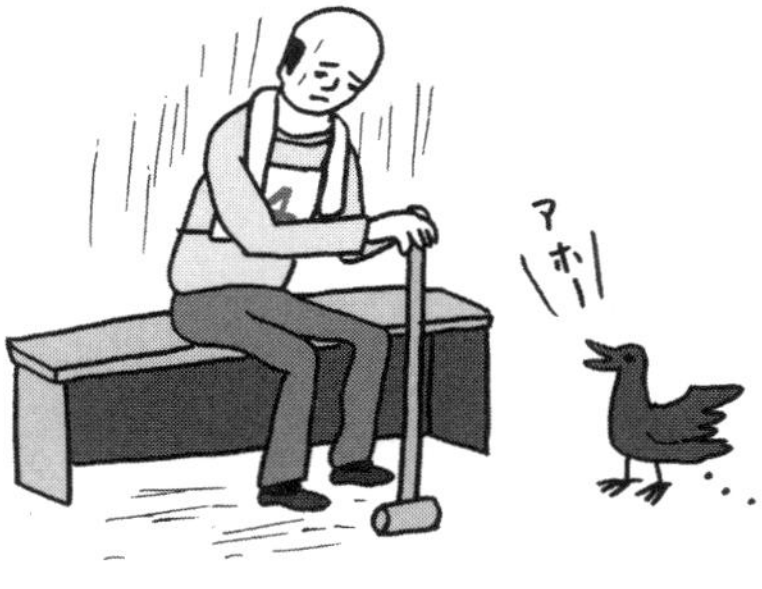

⇅ビタミン、ミネラルを勧める理由

歩くことも大切ですが、もう一つ、身体から「定年する脳」を防ぐのに欠かせないのが「食習慣の改善」です。これは188ページに挙げたBの「活性酸素」を除去する必要があるからです。

活性酸素は、ストレスや排気ガス、タバコの煙などが理由でも生み出されますが、これは私たちが普通に呼吸していても体内で生じます。そしてその性質上、活性酸素が生まれると周囲の細胞から電子を奪おうとします。電子を奪われた側の細胞は酸化した状態となり、ボロボロになっていきます。金属でいうところの「サビる状態」に体がなっていくのです。

そしてサビた細胞が体内に蓄積すると、これがガン、動脈硬化、心臓病、糖尿病などの「成人病」の原因となっていきます。

人が長く生きれば生きるほど、その蓄積量は多くなりますから、活性酸素を除去する「抗酸化物質」がどうしても必要になります。

この抗酸化物質こそ、ビタミンやミネラルです。

結論からいうと、現在食べられている天然の野菜からは抗酸化物質として十分なビタミンやミネラルは摂取できません。かつてはできたのかもしれませんが、いまは土壌が昔と違いますから、いくら野菜を食べても必要十分量が確保できないご時世なのです。

こんな状況を打破するには「サプリメント」があります。

私も毎日サプリメントを摂っていますが、その摂取量は以下の通りです。

・ビタミンE（天然アルファトコフェロール）……二〇〇～三〇〇ミリグラム

・ビタミンC……二〇〇〇ミリグラム

・コエンザイムQ10……一〇〇ミリグラム

・亜鉛……二十五ミリグラム
・クロム……二〇〇マイクログラム
・フィッシュオイル（DHA、EPA、ビタミンEを含む）……四〇〇〇ミリグラム
・マルチビタミン・サプリメント……表示摂取量の二倍

中でも最も重要なのは、「ビタミンE」です。

これは、あらゆるビタミン・ミネラルの中でも抗酸化作用の最も高いサプリメントであり「ビタミンEでガンになる確率が五十パーセント減った」「六十歳以上の人の免疫力が、若者と同等レベルになった」など、様々な研究結果が知られています。

さらにビタミンEは脂に溶けるという性質があるため、脂肪分が多く含まれている脳細胞の膜によく浸透して効果を発揮するのです。血管を通して血中の酸化脂肪に働きかけ悪玉コレステロールを除去してくれるのもこのサプリです。

私は運のいいことに、米国の最先端健康産業で働いていましたから、いち早くビタミンEの効果を知っていました。自ら開発チームに参加して栄養補助食品の開発に携わったので、三十年以上も昔からビタミンEを摂取する習慣をもっていたのです。

つまり自らが実験台だったのですが、摂り始めてから、驚くほど疲れ知らずの体質になったのは事実です。

ある程度高齢になり「定年しない脳」をつくるという目標をもったならビタミンEの摂取は必須です。

いまでは簡単にドラッグストアで手に入る時代ですので、試しに摂取してみていただければと思います。

⇅ 一日二食はとても重要

食事に関して最後にお話したいのは、**朝ご飯を抜き「一日二食」を心がけるということです。**

これはなぜかといえば、現代人の多くは一日に多くのカロリーを摂り過ぎているからです。

これは肥満の原因になるだけではなく、糖尿病、脳卒中、心臓病、高脂血症、高血圧などあらゆる「成人病」にも関連してきます。

中には朝食を抜くとお腹が空いて仕方がないという人もいるでしょう。確かにお腹は空くかもしれませんが、**じつは「老化」を阻止するために、じつは空腹こそがかなり重要になるのです。**

空腹感を感じることで腸内では「モチリン」というホルモンが分泌され始めます。

これには腸の蠕動《ぜんどう》運動を促進し、お通じを良くする効果があります。このとき体脂肪も燃焼を始め、これが有害な代謝物を抑制してくれるのです。その後「ケトリン」という化学物質が生じ空腹感も抑えられてきますから、**お腹が空くということは、かなり体にいいことなのです。**

私は毎朝四時台に起きてウォーキングをし、その後も午前中に目一杯仕事をするにもかかわらず、朝食抜きの習慣を続けています。その間に摂っている栄養分と言えば、北海道から送ってもらっている新鮮な牛乳くらいです。

すっかりこの食習慣に慣れていますから、空腹が苦になることはありません。それどころか昼ご飯がたっぷりと味わえますから、かえって豊かな食生活をおくっています。

昼間会社へ出勤している方は朝食を抜くのは大変かもしれません。けれども、ほとんどの人は習慣的に朝ご飯を食べ、昼ご飯もバリエーションに欠けた食事を間に合わせのように胃に詰め込むケースがほとんどでしょう。

若い時分はそれで仕方ないかもしれません。けれども生涯を通じて「定年しない脳」で過ごすことを考えてみれば、**一日のうちの二食を適当に済ませ、夜だけ満足な食事を摂ったとしても、あまり健康的な食生活にならないのではと私は思います。**

私は朝を抜くぶん、昼はそれこそゆっくりと時間をかけ、美味しいものをきちんと堪能しています。

自由な文筆業ということもあり、ビールやワインなどのお酒も堪能しています。昼間からお酒を飲んで不謹慎と思われそうですが、楽しみながら仕事をして、収入もアップしていますから、逸脱した不良のスタイルとしては、いい食事の方法かもしれません。

カロリー計算もきちんとしていますし、お酒も「健康にいい」程度ですから、何の問題もありません。「朝を抜く」という習慣で、こういったいい食事が可能になったのです。

一日三食の習慣や、昼間はお酒を飲むべきでないという考えも、維持し続けているのは、「そうしなければならない」という固定観念に縛られているからです。

「定年しない脳」をつくっていくのなら、そういった、いままでの小さな思考の枠組みを一度頭から取り除いてしまう必要があります。

常識からほんの一歩踏み出すことにより、私たちはとても豊かな人生へと進むことができます。

本書で述べてきた仕事、恋愛、勉強、人間関係や遊びにしてもすべて同じことが言えます。

ぜひあなたなりの〝不良〟のルールを掲《かか》げ、いままでとは違った非常識の世界に飛び出してみてください。

そうすれば「定年」など本当に「過去の世界の常識」になる日がきっとやって来ることでしょう。

佐藤　富雄（さとう・とみお）

作家、生き方健康学者、医学博士、農学博士。

心と体の制御関係について研究をすすめ、
科学から捉えた人生100年時代の生き方論を提唱。

特に、大脳・自律神経系と人間の行動・言葉の関連性から導き出した「口ぐせ理論」が話題を呼ぶ。

全国各地で講演も多く、「口ぐせ理論実践塾®」のセミナーは絶大な人気を誇っている。

主な著書に『ぜったい幸せになれる話し方の秘密』（スリーエーネットワーク）、『大富豪になる人のお金の使い方』『大富豪のお金持ち教育』（大和出版）、『50歳からの勉強法』（海竜社）、『脳が悦ぶと人は必ず成功する』（小社刊）、『脳が元気になる1日の習慣』（ダイヤモンド社）など多数。

Dr.佐藤富雄　公式サイト　http://www.hg-club.jp/

Nanaブックス
0080

定年する脳しない脳

2009年5月2日　初版第1刷発行

著　者――――　佐藤富雄
発行者――――　福西七重
発行所――――　株式会社ナナ・コーポレート・コミュニケーション
〒160-0022
東京都新宿区新宿1-26-6　新宿加藤ビルディング5F
TEL　03-5312-7473
FAX　03-5312-7476
URL　http://www.nana-cc.com
※Nanaブックスは（株）ナナ・コーポレート・コミュニケーションの出版ブランドです

印刷・製本――　文唱堂印刷株式会社（佐藤雅洋）
用紙――――　株式会社邦友（荒井聡）

デザイン――　村橋雅之
イラスト――　花くまゆうさく、張月華
編集協力――　メイク・デイズ・ファクトリー
編集――――　田中孝行
営業――――　石正裕一、古屋薫、花木東子
販売――――　中嶋みゆき、張月華

ISBN 978-4-901491-89-1　C0034